子どものうちに知っておきたい！

おしゃれ障害

岡村皮フ科医院　院長
岡村 理栄子

はじめに

子どもたち、おしゃれに気をつけて

　最近は、小学生や中学生でもお化粧をしたり、髪を染めたり、ピアスをしていたりする子が多く見られるようになりました。自分の身の回りをきれいにしたり、自分がよく似合う格好をしたり……おしゃれって楽しいですね。でも、なぜ楽しいのでしょう？

　それはおしゃれをすることで、周りのみんなを明るくしたり、自分をよりよく見せて、自分をもっと好きになったりできるからです。

　おしゃれは楽しいものですが、難点もあります。それは、おしゃれをしたい部位である顔や爪、髪の毛などは皮膚の一部だからです。皮膚は、体の臓器の中で一番表面積が大きく、体重の15％ほどを占め、ただ体を覆うというだけではなく外界から身を守る役割を持っているのです。

　また、年齢とともにだんだんと成長していくものですから、大人と子どもでは、皮膚の厚さも、皮膚の体を守る仕組みも、アレルギーやばい菌に対抗する仕組みなども大きく違っています。そのため、大人なら使えるおしゃれ製品も、子どもは使えないということが多くあります。また、皮膚が未熟な子どものうちに一度無理をしたことで、大人になったら平気なはずのおしゃれまで、できなくなってしまうこともあるのです。

これらのことをよく考えて、今の自分にふさわしいおしゃれは何かを、考えてみましょう。決して無理をすることはせず、また、大人にいろいろ尋ねてみてください。「子どもだからまだ早いよ！」と大人の人が教えてくれたら、それには多くの意味が含まれているのですよ。

　自分がよく見えるようにする努力は、外見だけではありませんし、周りを明るく楽しくするのも外見だけではないことも考えてください。そして、その年齢に合ったつやつや髪や肌は、そのままで十分きれいだということもわかってくださいね。

岡村皮フ科医院 院長　岡村 理栄子

目次

はじめに …………………………………………………… 2

第1章 おしゃれ、好き？ ………………… 7

第2章 おしゃれのまちがいさがし … 15

二重(ふたえ)化粧(けしょう)品・つけまつげ …………………… 17

メイク・スキンケア ………………………… 25

髪(かみ)のおしゃれ ……………………………… 33

ピアス・金属(きんぞく)アレルギー ………………… 41

にきび ……………………………………… 49

カラーコンタクトレンズ ………………… 55
〈監修〉新宿眼科クリニック 院長　坂田 実紀 先生

爪(つめ)のおしゃれ ………………………………… 65

足に合わない靴(くつ)・水虫 ………………… 73
〈監修〉済生会川口総合病院皮膚科 主任部長　高山 かおる 先生

むだ毛のケア ……………………………… 85

タトゥー（入れ墨）・ヘナタトゥー ……………… 91

プチ整形（美容整形手術）……………………… 99

体の冷え ………………………………………… 103
〈監修〉北里大学東洋医学総合研究所 臨床准教授　伊藤 剛 先生

人工日焼け・ダイエット・香害 ……………… 109

第3章 おしゃれの力 ……………………… 119

おしゃれで人生は変わる?! …………………… 120

先輩からのメッセージ ～10代のみなさんへ～ … 127

第4章 自分のこと、好き？ …………… 131

さくいん ………………………………………… 142

あとがき ………………………………………… 144

監著者紹介 ……………………………………… 146

資料 ……………………………………………… 148

第 1 章

おしゃれ、好き？

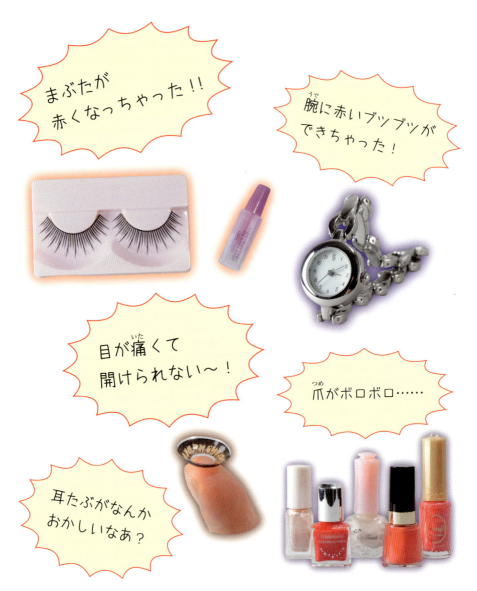

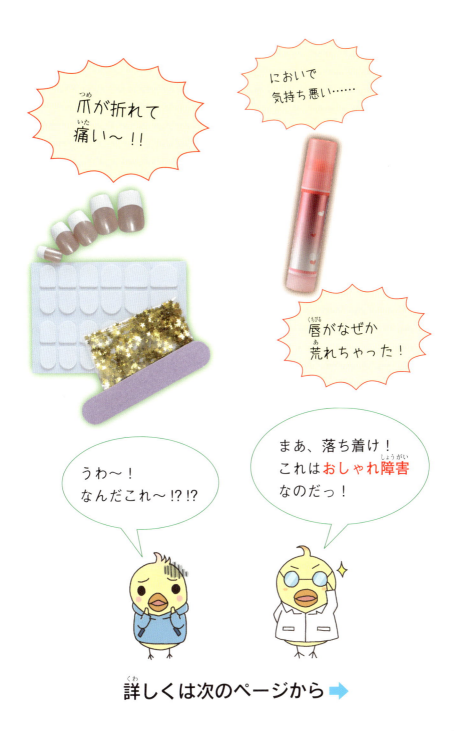

おしゃれ、好き？

芸能人(げいのうじん)や**モデル**みたいに
自分もあんなふうに**おしゃれ**になりたい、
かわいくなりたい、**かっこよく**なりたいと思って
おしゃれを**がんばる**と、先生や親に"**やめなさい！**"
って言われたりするときがあります。
理由を聞くと"**子どもだから**"とか"**体に悪いから**"。
だけど、その説明で**納得(なっとく)**していますか？
当たり前だけど、**詳(くわ)しい理由**はそのおしゃれについて
知識(ちしき)がないとなかなか**語れない**もの。
この本は、おしゃれについて
いろんな角度から見ていきます。
最後まで読んだら、**ダメな理由**だけじゃなくて
本当のおしゃれの秘訣(ひけつ)が見えてくるかも。

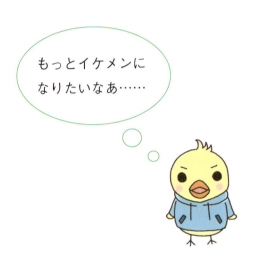

●●● なぜおしゃれをするのかな？●●●

おしゃれをする理由ってなんでしょう？

楽しいから？ モテたいから？

人それぞれ違(ちが)いますが、

おしゃれはいつの時代にもあって、

なんと、**縄文(じょうもん)時代**にもおしゃれがあったとか！

◆ おしゃれをする理由 ◆

＊楽しいから

＊自己(じこ)表現(ひょうげん)のため

＊モテたいから

＊友だちがやっているから

＊コンプレックスをカバーするため

＊おしゃれな人って思われたいから

＊目立ちたいから

過激化するおしゃれ

「もっと**美しく**なりたい」「もっと**かっこよく**なりたい」という**願望**は、いつの時代も尽きることがありません。

そのため、いろんな**発想**が生まれ、

いろんな**製品**が生み出され、

日々おしゃれは**進化**しています。

しかし、その中には、**安全性に問題**があったり、**安い商品**を作るために、肌に害のある**粗悪な材料**を使っていたりすることも少なからずあります。

危険なおしゃれが増えている時代だからこそ、

自分の身を守って**楽しく**おしゃれをするために、

正しい知識を身につけて、

自分はこのおしゃれをして OK なのか、

自分で判断していかなければなりません。

●●● おしゃれ障害ってなに？ ●●●

おしゃれ障害とは、おしゃれをすることで

体に起きてしまう**トラブル**のことです。

肌がヒリヒリする**かぶれ**から、**失明**の危険のある

取り返しのつかない障害まで、

おしゃれ障害は**さまざま**です。

中には、今後おしゃれができなくなってしまう例も！

誰だっておしゃれ障害には**なりたくない！**

けれど、おしゃれはしたい……

じゃあ、**安全**におしゃれをするためには？

おしゃれ障害の**原因**や

気をつけなきゃいけないことを

知っておくこと！

将来**後悔**しないように、**今**学んでおきましょう！

第2章ではおしゃれの危険をチェック！➡

第2章

おしゃれのまちがいさがし

〈登場人物・キャラクター紹介〉

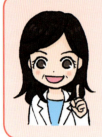

りえこ先生
（岡村皮フ科医院 院長 岡村理栄子先生）

「おしゃれ障害」のことなら何でも知っている、ベテラン皮フ科医。「おしゃれ障害」について話し始めると止まらない。

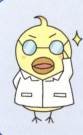

ハカセ

りえこ先生のアシスタント。「おしゃれ障害」を研究している自称「おしゃれ博士」。物知りで教えたがり。いつでも弟子を募集中。

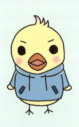

弟子

おしゃれ大好きな中学一年生。近所に住むハカセに、「おしゃれの極意は"おしゃれ障害"を知ることっ！」と言われたので、ハカセに弟子入りしてみた。

おしゃれのまちがいさがし
―二重（ふたえ）化粧品（けしょう）・つけまつげ―

どこに危険（きけん）があるのかな？

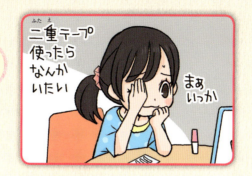

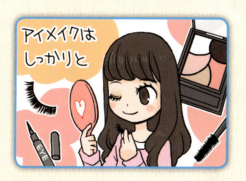

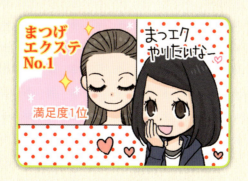

答えは次のページへ

ココがあぶない！

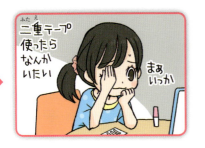

アレルギーかも！
まぶたの皮膚は薄くてデリケート。赤みやかゆみは危険信号！

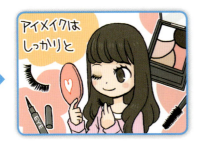

まぶたがかわいそう！
毎日や長時間の装着はまぶたが耐えられなくなっちゃうよ。

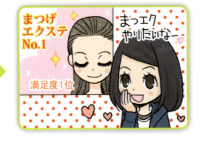

まつげが生えなくなっちゃうかも
取り返しのつかない深刻なトラブルが起きているよ。

×××× こんなになっちゃうよ ××××

二重化粧品（ふたえけしょう）

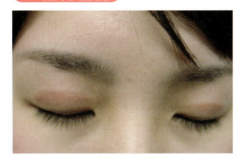

接触皮膚炎（せっしょくひふえん）

二重化粧品の接着剤によってまぶたがかぶれてしまいました。

アレルギーの原因（げんいん）となるゴムラテックス

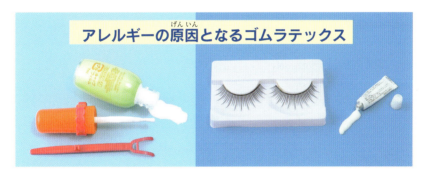

二重化粧品やつけまつげの接着剤には、ゴムラテックスが含まれているものが多く、体質により、この成分が原因でアレルギー反応を起こすことがあります。

まぶたの皮膚は弱い

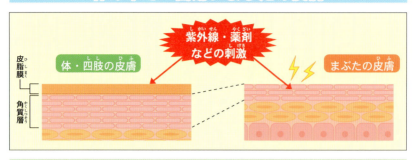

まぶたは、ほかの皮膚と比べて刺激から守る角質層が薄く、皮脂膜もないため、刺激に弱い皮膚です。

二重化粧品を使い続けると……

　まぶたがかぶれているのに使い続けると、皮膚が伸びてしわが増え、ひどくなると皮膚が硬くなったり厚ぼったくなったりして、理想のきれいなまぶたからどんどんかけ離れてしまいます。一度使うと周りの目が気になって、やめられなくなってしまうかもしれませんが、今すぐやめる勇気を持ちましょう。

こんなことに気をつけよう

　二重化粧品は、使わないことが一番です。もし使用していて、目やまぶたに違和感や異常を感じたらすぐに中止し、早めに病院で診てもらいましょう。

なぜ一重と二重のまぶたがあるの？

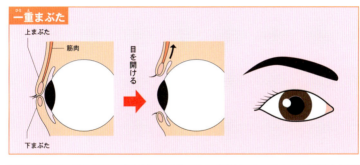

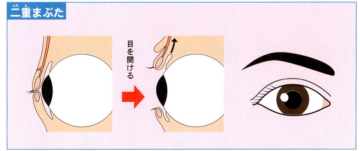

　まぶたを引き上げる筋肉が皮膚についているかいないかで、一重か二重かになります。遺伝によって決まります。

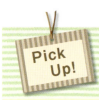

まつげエクステンション

大人のおしゃれ障害

まつげエクステってなに？

自分のまつげの先端に、シルクやナイロン製の人工毛を接着剤で付けて、まつげを長く見せるものです。施術は美容師の資格が必要ですが、このルールが守られず、技術不足によって、人工毛が目に入って角膜に傷がつくほか、接着剤によるトラブルが急増しています。

よくあるトラブル

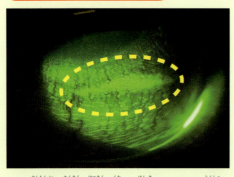

結膜びらん

充血と痛みで来院。人工毛の接着剤がまつげエクステ施術中に結膜（白目）に入って、「結膜びらん」を起こしてしまいました。

※眼科専門医は角膜や結膜を詳しく検査するために、特殊な生体染色検査液を使います。観察時に特殊なブルーのフィルターをかけて目の表面を観察するため、写真は青く写りますが、障害部は黄緑色の蛍光色として観察できます。

注意

施術中には感じなくても、接着剤がジンワリしみ出してきて、施術後に症状が出てきます。

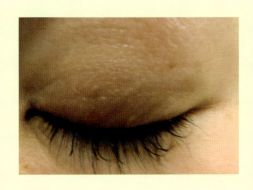

人工毛の接着剤のアレルギーによって、かぶれてしまったまぶた。

まつげエクステの仕組みとトラブル

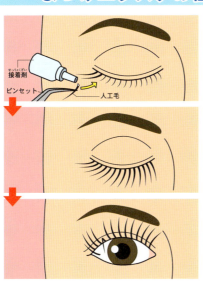

人工毛を1本ずつ、接着剤でまつげに付けます。

〈まつげエクステ完了〉

人工毛が抜けたり、接着剤が目に入ったりして傷害が生じることがあります。

注意
自分でまつげエクステ用の材料を集めて行おうとする人もいますが、とても危険なので絶対にやめましょう。

考えてみよう
まつげエクステって必要？

　まぶたやまつげは汚れや細菌から目を守る役割があります。まつげエクステをしていると、目元をきちんと洗いにくくなるため、目元が不潔になり、目の病気の原因になることもあります。また、病気になったときの治療もしにくくなります。

　その上、まつげエクステは３〜４週間に一度、付け直すメンテナンスの必要があり、付けたあとにも手間がかかります。まつげエクステをしたいと思う人は、あとで後悔しないか、よく考えてみましょう。

おしゃれのまちがいさがし
ーメイク・スキンケアー

どこに**危険**があるのかな？

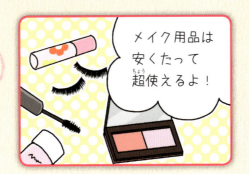

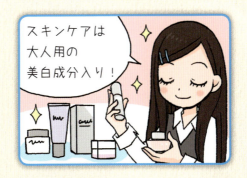

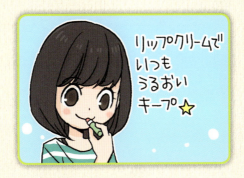

答えは次のページへ

ココがあぶない！

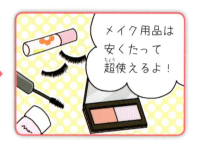

なぜ安いんだろう？
安い製品を作るために、肌によくない精製されていない安い原料や化学物質がたっぷり使われています。

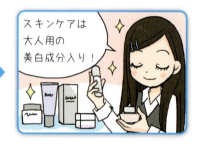

大人用はまだ早い！
子どもの肌はまだ未熟です。大人用の化粧品の香料や添加物によって肌がかぶれてしまうことがあります。

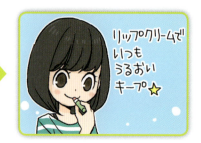

リップクリームも注意！
メントールや色付き・香り付きのリップクリームで唇がかぶれてしまうことがあります。

×××× こんなになっちゃうよ ××××

化粧かぶれ

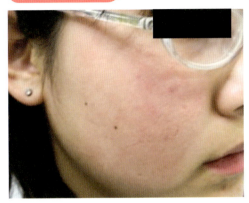

化粧品に含まれる悪い油や成分が原因で、肌が赤くかぶれてしまいました。

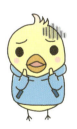

通販で買ったり、値段の安かったりする商品は、化粧品の原料に日本では認められていない危険な成分が入っていることも多く、トラブルが多発してるんだって！

リップクリーム

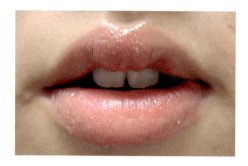

水ぶくれ
色つき・香りつきリップを使用し、水ぶくれができてしまいました。

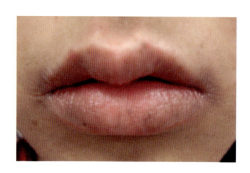

黒ずみ
リップクリームに含まれるメントールによって唇が黒ずんでしまいました。

乾燥してもなめちゃダメ！

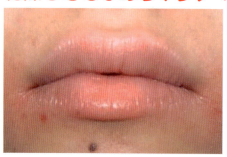

乾燥してかゆくて周りをなめてしまい、荒れてしまった唇。

こんなことに気をつけよう

　化粧品には、香りや色を付けるための化学物質がたくさん含まれているので、まだ皮膚が完成していない子どもが使うと、赤くなったり、かぶれたりしてしまいます。

★メイクは大人になってからにしよう

★メイクをしたときは、早めに落とす！

★メイクをしたまま絶対に寝ない！
　メイクをしたまま寝ると、メイクに含まれる化学物質によってダメージを受け、肌がボロボロに。

★リップクリームは、「色なし・ラメなし・香料なし」を選ぼう
　無添加のワセリンなど、成分がシンプルなものを使いましょう。スティック状より容器入りのタイプがおすすめです。

スティック状リップで強くこすらないでね

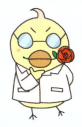

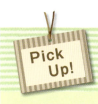

メンズコスメ（男性用化粧品）

男性の肌の特徴

　男性は、ホルモンの影響で女性より肌の皮脂の分泌が多く、その皮脂でかぶれたり、にきびができたりしやすくなります。そのため、メンズコスメ（男性用化粧品）では特に、使ったあとにさっぱりするといった使用感を売りにした製品が多く販売されています。

メンズコスメ・クールタイプの化粧品の特徴

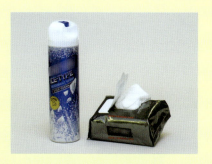

使ったあとに「すーっ」としたり、ヒリヒリしたりする製品には、肌に刺激が強いメントールやアルコールが多く配合されています。メントールは肌には必要のない成分です。

> 肌に必要なのは保湿！ 男性も女性向けのスキンケア用品を使って問題ないのだ

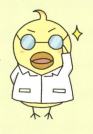

注意

肌が弱い人にはメントールは刺激になります。

教えて！りえこ先生

子どものお化粧 Q&A

Q.1 どうして子どものメイクはダメなの？

A.1 子どもの肌は大人の肌に比べて敏感で、化粧品などの刺激に弱いからです。

　子どものうちからメイクをすると、肌へのダメージが大きく、いろんな化粧品にかぶれやすくなります。今から化粧品を使い続けて、将来肌がボロボロになってしまうのと、今は化粧品を使わずに、きれいな素肌を保つように心がけ、将来も健やかな肌でいるのと、どちらがよいかを考えてみましょう。

Q.2 子ども用化粧品なら使ってもいいの？

A.2 成分は大人用と同じなので、肌への負担は大きく、安心して使えるわけではありません。今は大丈夫でも、使い続けるうちに症状が出てくることがあります。また、値段を安くするために、大人用よりも品質が悪いものもあります。

雑誌の付録についてくる化粧品にも要注意！

りえこ先生

コラム

電車内で化粧はあり？ なし？

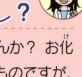

　あなたは電車の中でメイクをしていませんか？ お化粧は本来、他人から見えないところで行うものですが、だんだん「人前で化粧をするのは恥ずかしい」という感覚が薄れてきているようです。

公共のマナーで考えてみよう

　電車は自分だけのプライベートな空間ではないため、いろんな人がいます。電車で他人がお化粧をしていると、不快に感じる人や、化粧品に含まれる香料でアレルギーを起こしてしまう人がいて迷惑をかけているかもしれません。せっかく自分をよりステキに見せるためにするおしゃれをしているのに、マナー違反をしたら全然ステキではありませんね。また、電車内は揺れるため、アイメイクなどをしていると手元がぶれて、うっかり目などを傷つけてしまう可能性もあります。人の魅力は外見だけではありませんよ！ マナーを守れるかっこいい人になりましょう。

おしゃれのまちがいさがし
―髪のおしゃれ―

どこに危険があるのかな？

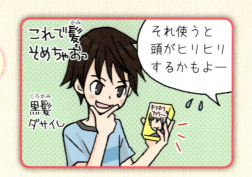

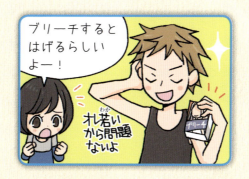

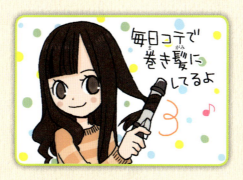

答えは次のページへ

ココがあぶない！

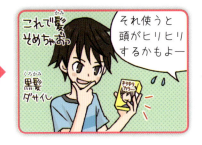

頭皮がかわいそう！
ヘアカラー剤の成分で頭皮がかぶれたり、アレルギーで皮膚が腫れたりすることがあります。

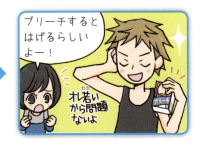

あとでダメージが出るよ
髪も地肌も傷んで溶けてしまい、けがのようになってしまうことがあります。

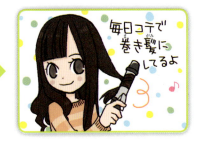

髪がパサパサに
熱で髪が傷むだけではなく、うっかりやけどをしてしまうこともあります。

××××　こんなになっちゃうよ　××××

ヘアカラー剤・パーマなど

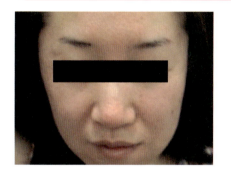

ヘアカラーで使う薬剤のアレルギーによって顔が赤くかぶれてしまいました。
（資料 p.148）

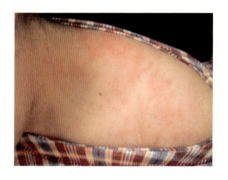

顔だけではなく、体までアレルギーでかぶれてしまいました。

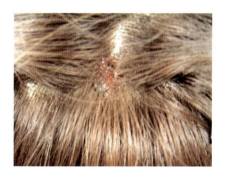

市販のブリーチ（脱色）剤の影響で、頭皮が溶け、傷のようになってしまいました。

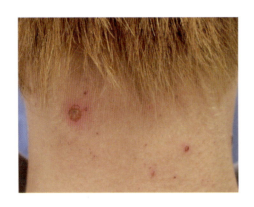

ブリーチをしたときに、薬剤が皮膚に付き、肌が溶けてしまいました。

ヘアアイロン・コテ

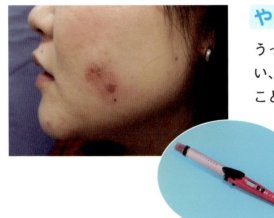

やけど

うっかり肌に当ててしまい、やけどをしてしまうことがあります。

髪型

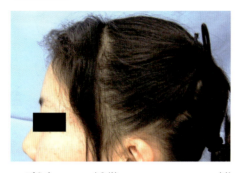

ポニーテール脱毛

毛が抜けない程度に持続的に強く引っ張ることで脱毛が起こってしまいます。

* 通常はその髪型をやめると元に戻りますが、長期間続けていると傷跡のようになり、治らなくなることもあります。
* 髪を固める整髪料（ハードムース）によっても起こることがあります。

頭髪用のパーマ液を使ってトラブル発生！

まつげパーマ

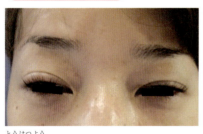 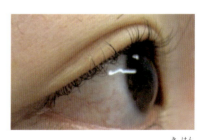

頭髪用のパーマ液をまつげ用として使用することは、非常に危険で、違法とされています（薬事法違反）。まつげパーマのトラブルは、パーマ液が目に入って目が腫れたり、充血したりするほか、施術ミスで、まつげの先がチリチリになったり、不自然に折れたような形になったりしてしまうことが起きています。

こんなことに気をつけよう

　おしゃれな髪型にこだわって、パーマやカラーリング、ブリーチ（脱色）などをしていると、頭皮や髪を傷めるだけではなく、抜け毛や薄毛を引き起こす原因にもなります。将来、髪のことで悩まないためにも、今から髪を大切にしていきましょう。

髪を傷めない習慣

★パーマやカラーリング、ブリーチはしない
　薬剤で髪を傷めてしまうよりも、つやのある健やかな髪を育てていきましょう。

★髪を洗い終わったらドライヤーでしっかり乾かそう
　髪がぬれている状態はダメージを受けやすいため、ぬれたままで寝てはいけません。寝る前にはしっかり髪を乾かしましょう。頭皮を乾かすように根元に風を当てるのがポイントです。

★整髪料を使った日は、髪を洗うのを忘れずに！
　整髪料が頭皮に残ったまま寝てしまうと、頭皮の毛穴が詰まって抜け毛などのトラブルの原因になります。

将来後悔しないように、今からケアしておこう

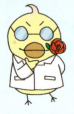

教えて！ りえこ先生

髪のQ&A

Q.1 きれいな髪のために気をつけることは？

A.1 まず、髪を洗うときには頭皮を指の腹でマッサージするように洗い、シャンプーのすすぎ残しがないようにしっかり流しましょう。また、食事を抜くダイエットをすると、髪の毛を作るたんぱく質などの栄養素が不足して、髪が細く、弱くなってしまいます。髪のためにも、毎日バランスのよい食事をとるように心がけましょう。

Q.2 髪は1年でどれくらい伸びるの？

A.2 約18cmです。毛には、毛周期といって、寿命があり、ずっと伸び続けるわけではありません。そのため、髪をずっと伸ばしていても、自分の身長を超えるということはないのです。

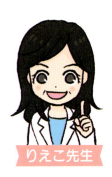

りえこ先生

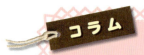

日本人の黒い髪

　黒い髪のもとである黒い色素「メラニン」は、有害な紫外線から体や頭を守る働きがあります。ブリーチはこのメラニンを壊すため、髪の色素が抜けて、黄色っぽい（何度も行うと白っぽい）色になるのです。
　日本人は白色人種に比べてメラニンが多いため、黒っぽい髪、黒っぽい瞳をしています。似合う髪色は目の色に左右されるといわれますが、日本人の黒髪は、瞳の黒色と合っているため、黒髪がよく似合います。

　以前は、髪型や服装などに個人差があまり見られないために、「日本人はみんな同じように見える」といわれていました。そのため、近年は個性を際立たせたり、外国人のようなやわらかい髪に見せたりしたいために、髪を染めることが盛んに行われてきました。
　しかし、外国では日本人の黒髪が珍しく、日本の美しさの象徴と考えている人も少なくありません。日本人のつやのある黒髪は世界に誇れるものです。きれいな黒い髪をわざわざ染めるのはもったいない、そうは思いませんか？

おしゃれのまちがいさがし
―ピアス・金属アレルギー―

どこに危険があるのかな？

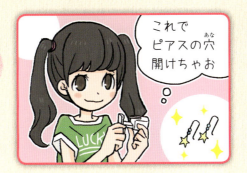

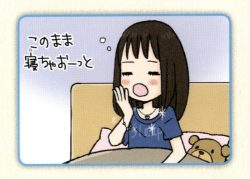

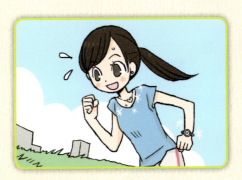

答えは次のページへ

ココがあぶない！

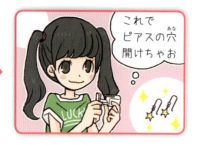

簡単に開けちゃダメ！
ピアスは一生の問題です。ピアスの穴は一度開けるとずっと跡が残ってしまいます。

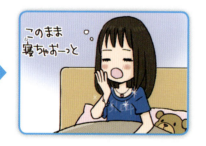

寝るときは、外そう
長時間身につけているほど、金属アレルギーになりやすくなります。

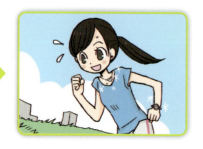

運動中は、外そう
汗によって金属の成分が溶け出し、金属アレルギーの原因になります。

×××× こんなになっちゃうよ ××××

ピアス

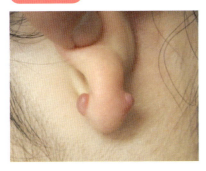

ピアスケロイド

ピアスの穴から細菌が入り、傷口が大きく腫れたり、傷の周囲が腫れ上がったまま固くなり、痛くなったりかゆくなったりしります。

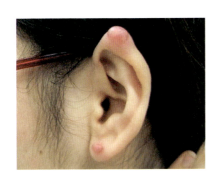

耳の軟骨は、特にケロイドになりやすい部位です。大人よりも子どもの方がケロイドになりやすいので注意が必要です。

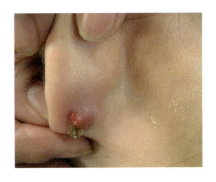

ピアス肉芽種

ケロイドになる前（ピアス肉芽種）の状態です。放っておくとケロイドになり、治らなくなることがあります。

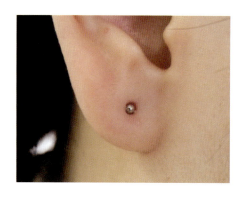

めり込んでしまったピアス

ピアスを強く締めすぎたことで、ピアスやピアスキャッチ（ピアスの留め具）が皮膚に埋まってしまいました。

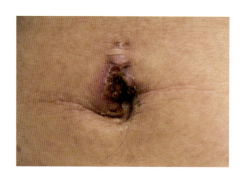

細菌感染

へそのピアスの穴から雑菌が入り、化膿してしまいました。へそはピアスによって化膿しやすい部分です。

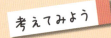

ピアスって必要？

　ピアスは衛生面には特に気をつける必要があります。自分で開けるなど、衛生的ではない環境でピアスの穴を開けると、肝炎などの命に関わる感染症に感染する危険もあります。また、ピアスはピアスの穴を介して体の中に直接金属がふれるため、ピアスの金属成分が体内に入りやすく、金属アレルギーになりやすいといわれています。

金属アレルギー

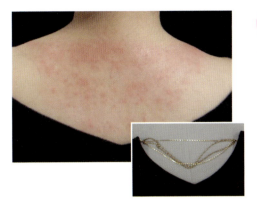

ネックレス

アクセサリーに使用されていた金属成分が、汗によって反応を起こし、かぶれてしまいました。

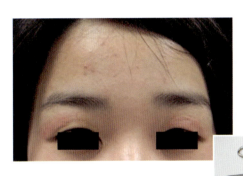

ビューラー

ビューラーの金属部分でアレルギー反応を起こし、かぶれてしまいました。

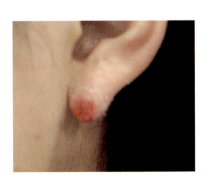

ピアス

ピアスによる金属アレルギー。

金属アレルギーってなに？

　金属が体に直接ふれることで赤くなったり、腫れたりするアレルギーです。

　金属アレルギーは誰にでも起こりうる障害で、一度起きると、一生原因となる金属を避けて生活しなければならないこともあります。

（資料 p.149）

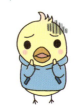

ベルトや腕時計の金属部分にも注意！

金属アレルギーが起こる仕組み

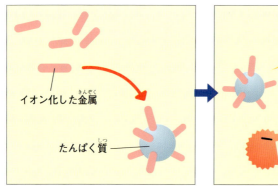

皮膚や体内で汗によってイオン化した金属が、体内のたんぱく質と結びつく。

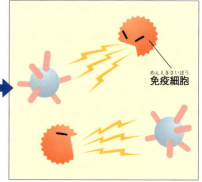

イオン化した金属と結びついたたんぱく質は、アレルゲンと認識され、アレルギー反応が起きる。

こんなことに気をつけよう

ピアス

★自分で、または、友だち同士でピアスの穴を開けたり、同じ針を使い回したりするのは、絶対にやめよう

★どうしてもピアスをする場合、皮膚科でパッチテストを受け、自分に合わない金属を先に確認しよう

★金属アレルギーの人は、ピアスは避けよう

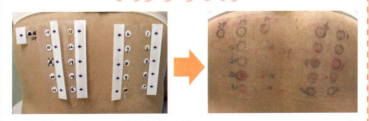

金属アレルギーを確かめる パッチテスト

金属を溶かした水溶液を含んだシール状のパッチを背中に貼り、アレルギーの有無を調べます。

金属アレルギー

★アクセサリーの長時間の使用は避けよう

★寝るときや、お風呂に入るときには、外そう

★かゆみなどの異常を感じたら、使用をやめ、早めに病院へ！

みんなどうしてる？ 金属アレルギー対策

＊金属アレルギーになりやすいニッケルの入っていない、「ニッケルフリー」のアクセサリーを選ぶように気をつける

＊プラスチック製のビューラーを使う

＊金属製ではない腕時計を使う

こうすれば防げるものもあるんだね

おしゃれのまちがいさがし
ーにきびー

どこに危険があるのかな？

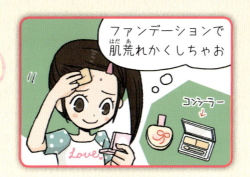

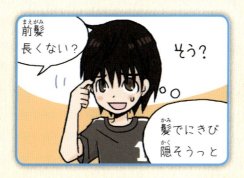

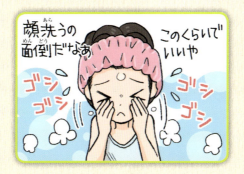

答えは次のページへ

ココがあぶない！

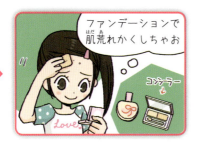

隠すとひどくなっちゃうよ①

ファンデーションなどのメイクによって毛穴が詰まり、にきびがひどくなってしまいます。

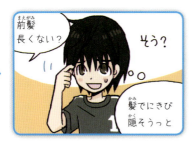

隠すとひどくなっちゃうよ②

髪の毛が肌やにきびに当たると、刺激になり、さらに悪化してしまいます。

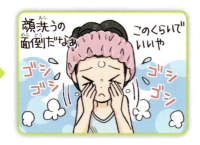

洗顔はやさしく、丁寧に

肌のために、ゴシゴシこすらず、やさしく丁寧に、しっかり洗いましょう。

××××　こんなになっちゃうよ　××××

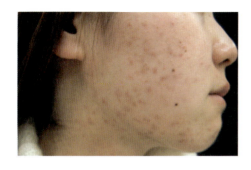

にきび跡・ケロイド

お化粧によって悪化し、一部ケロイド化したにきび。

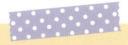

思春期にきびの特徴

　思春期のにきびは、皮脂分泌が盛んな、額や鼻など顔の上半分にできやすいのに対し、大人になってからのにきびはストレスが原因で、あごや首、など、顔の下の部分にできやすくなります。なお、額や鼻、口の周りなどの顔の中心部は皮脂が多く、Tゾーンと呼ばれ、目の周りやほおをUゾーンと呼びます。

皮脂の働き

　顔がべたつく原因にもなる皮脂は、必要なものではありますが、思春期には性ホルモンの影響で皮脂の分泌が増加し、過剰な皮脂が毛穴に詰まって、にきびができやすくなります。

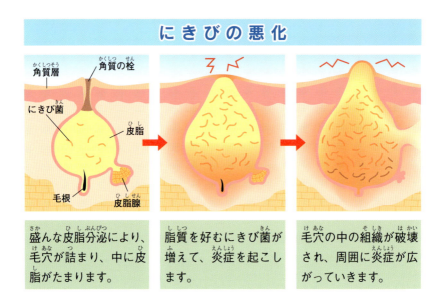

　にきびの跡を残さないためには、悪化する前に皮膚科を受診することが大切です。

教えて！りえこ先生

洗顔のポイント Q&A

Q.1 洗顔をするときに、洗顔料は必要？

A.1 小学生の間は水またはぬるま湯でOKです。にきびが気になる人は（小学校高学年くらい〜）、無添加の固形せっけんなどの刺激の少ない洗顔料で洗顔をするのがおすすめです。洗顔フォームを使う場合には、十分に泡立てた泡でやさしく洗いましょう。

Q.2 洗顔は1日何回すればいいの？

A.2 朝晩2回洗顔しましょう（1日3回まで）。洗顔後に乾燥が気になる人は、さっぱり系の化粧水で保湿しましょう。

つぶつぶのスクラブ入りの洗顔料は、スクラブの粒が目に入って炎症を起こしたり、使いすぎて肌を傷つけてしまったりする危険があります。
洗顔するときは、しっかり目をつぶり、洗顔料の使いすぎにも注意しましょう。

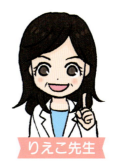

りえこ先生

こんなことに気をつけよう

　にきびは体調や体質の影響を受けやすく、治すためには、スキンケアのほかにも、きちんと食事や睡眠をとって体調を整えることが大切です。

★刺激を避ける

　　にきびにさわったり、髪の毛が当たったりしないように注意しよう。

★睡眠をしっかりとろう

　　睡眠中に肌が回復します。

★食事はバランスよく

　　油分の多いスナック菓子や甘いお菓子は、控えめにしましょう。

★早く治すためには皮膚科へ

　　体質によっては、生活習慣に気をつけても、にきびが治らない人もいます。

　　にきびを早く確実に治すためには、皮膚科へ行き、塗り薬や飲み薬を処方してもらいましょう。

おしゃれのまちがいさがし
ーカラーコンタクトレンズー

どこに危険があるのかな？

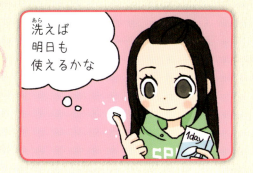

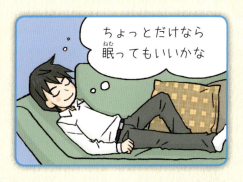

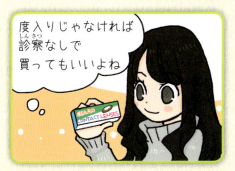

答えは次のページへ

ココがあぶない！

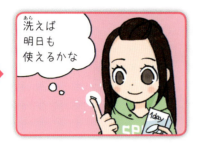

使っちゃダメ！
1day タイプは一度外したら再使用できません！ 2週間や1か月で交換するタイプは、開封した時点からの使用期限を守って！

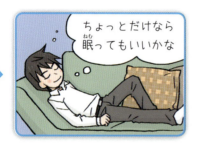

寝るときは必ず外して！
酸素透過性の低いコンタクトレンズ（ハード・ソフトともに）は、長時間の使用や、つけたまま寝てしまうと、角膜の酸素不足などで、取り返しのつかないトラブルが起こっちゃうかも。

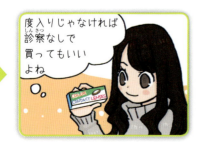

診察なしはダメ
度が入っている・入っていないにかかわらず、医師の診察が必要です。

×××× こんなになっちゃうよ ××××

カラーコンタクトレンズ（カラコン）

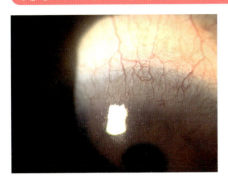

角膜新生血管

酸素透過性の低いカラコンを長時間使っていると、本来は血管のない組織の角膜（黒目）に、結膜（白目の部分）から血管が伸びてきます。消えなくなることも。

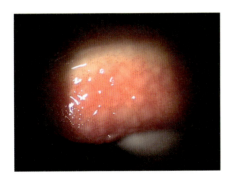

巨大乳頭性結膜炎

カラコン自体の汚れや劣化、カラー色素などに、レンズ自体のこすれなどの刺激が加わったことが原因と考えられ、再発も多い病気です。

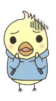

定期検査を受けていれば、こうなる前に気づけたのになあ……

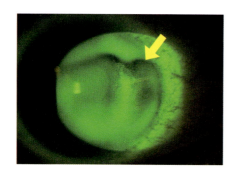

角膜上皮障害-①

カラコンの長時間の使用で酸素不足、レンズの脱水などが起こり、レンズが角膜にくっついて傷ができてしまいました。（←の部分）

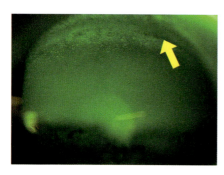

角膜上皮障害-②

サークルタイプのカラコンによるもの。色素の付いていた部分（←）に弓状に障害が発生。

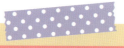

カラコンが目によくない理由

　カラコンは、コンタクトレンズにカラーの色素を付けて、黒目を大きく見せたり、目の色の見た目を変えたりするものですが、レンズに色素が付いていることで、酸素が目に届きにくく、目の酸素不足が招くトラブルが多発しています。

　また、レンズの色素はこするとすぐに取れてしまうことが多く、色素が目に付いてしまうことによるトラブルも絶えません。場合によっては視力低下や失明につながる可能性もあります。

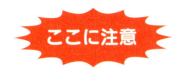

通信販売では絶対に買わないで！

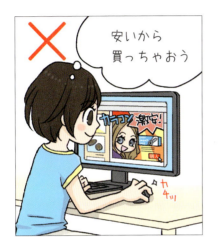

　カラコンのトラブルのほとんどは、医師の処方箋なしで、インターネットの通販で購入したものを使ったことで起きています。また、ディスカウントショップなどで売られている外国製のレンズは、日本国内での認可を受けていない場合もあるため、とても危険です。未認可製品は、レンズの湾曲（ベースカーブ）や材質が不明な場合も考えられます。

角膜とは？

　黒目を覆う透明な組織で、表層は角膜上皮細胞層、その下に実質細胞層、内側は内皮細胞層という構造です。上皮細胞は再生しますが、その下の組織は一度傷を作ってしまうと、厄介です。
　またハードレンズは角膜上に乗せますが、ソフトレンズは角膜と結膜という白目の部分にレンズが広い範囲で乗るといった違いがあります。

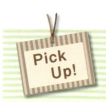

アイメイク
（マスカラ・アイライナー）

　マスカラはまつげを濃く、長く見せるものですが、まつげのボリュームを出すタイプのものの多くには繊維がたくさん入っています。そのため、まつげの根元まで塗ろうとして誤って目に当たってしまったり、目をこすってしまったりして目に繊維が入ってトラブルになるケースが絶えません。

よくあるトラブル

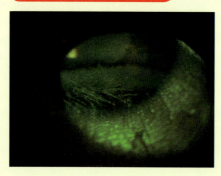

痛みと充血で来院。マスカラの繊維が角膜（黒目）と結膜（白目の部分）表層に当たって、障害が発生しています。

　また、目の粘膜部分までアイラインを引いたり、アイメイクをきちんと落とさないでいたりすると、目に油分を分泌するマイボーム腺が詰まり、「ドライアイ」や「ものもらい」になる危険性があります。

NG メイク例

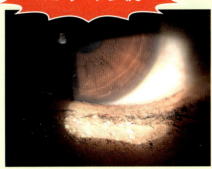

マイボーム腺をふさいでしまうようなアイメイク。

どうしてもお化粧をするときのルール

ルール1 コンタクトをするときは、レンズを装用してから行うこと！

ルール2 目に入らないように十分に気をつけること！

ルール3 洗顔やクレンジングは、レンズを外してから行うこと！

ルール4 お化粧をしたあとは、クレンジングなどを使い、しっかり落とすこと！

★アイメイクを落とさないと色素が肌に沈着し、茶色いくまの原因にもなります。

★クレンジング液は目に入ると痛いので注意して使いましょう。

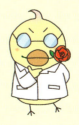

こんなことに気をつけよう

コンタクトレンズを安全に使うためのルール

ルール1 眼科医の検査を受けて処方してもらおう

度なしのレンズやカラコンも高度管理医療機器です。どうしても必要な場合は、必ず眼科医の診察を受けて、適切な指導を受けた上で使いましょう。

ルール2 装用時間と使い方を守ろう

1日の装着時間は8時間以内にし、レンズの交換期限を守りましょう。

ルール3 適切なレンズのケアをしよう

使用したレンズは、消毒液で十分にこすり洗いをしましょう。

> もったいなくても、使った回数に関係なく、期限が来たら交換してね

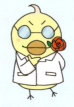

ルール4 定期的に目の検査を受けよう

目に異常を感じていなくても、定期的に検診を受けることで、目の障害を予防できます。

ルール5 コンタクトの貸し借りはダメ

人によって視力を矯正するレンズの度数や、目の表面のカーブなどが異なるため、自分のものだけを使いましょう。

コンタクトレンズの特徴

コンタクトレンズには、硬くて角膜より小さい「ハードコンタクトレンズ」と、やわらかくて角膜より大きい「ソフトコンタクトレンズ」があります。

● ハードコンタクトレンズ

初めての人は慣れるまでに時間がかかりますが、眼球への影響はあまりなく、何か異常がある場合にはすぐに痛みを感知できるので安全です。定期的にレンズの状況を、みてもらうことが必要です。

● ソフトコンタクトレンズ

異物感がなく、初めての人でもすぐに慣れます。しかし、トラブルが生じていても気づきにくいことが難点で、障害が重症化しやすい傾向にあります。「いつもとはなにか違う、おかしい」と感じたら、まずは外して様子を見ましょう。

また、スポーツをする人が好んで使用しますが、アレルギー体質の人は、アレルギー性結膜炎などの危険性もあるため、注意が必要です。

> コンタクトを使うときは、ソフトもハードも、定期的に眼科専門医のもとで検診を受けましょう。

目に異常を感じたときや災害時のために、めがねも1つ持っておくべし

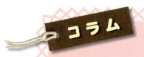

伊達マスクのリスク

　最近、かぜをひいていたり、かぜや花粉を予防したりする目的ではなく、マスクをつける（伊達マスク）人が増えているようです。

　理由は「肌荒れを隠すため」、「防寒のため」、「話しかけられたくないから」などいろいろあるようですが、マスクをすると、目や表情が読み取りにくくなり、他人とコミュニケーションをとる上で好ましくありません。また、マスクをずっとつけていると、「マスクがないと落ち着かない」という症状も出てきて、マスクを外せなくなるようです。ずっとマスクをつけていると、表情の筋肉を使わなくて済むため、表情でうまく感情を表現できなくなる可能性もあります。

　さらに、マスクをすると、マスクの中の湿度が上がるため、脂腺が活発になり、にきびができたり、できているにきびが悪化したりしてしまいます。さらに、マスクで肌がこすれ、にきびが跡になってしまう危険もあります。

おしゃれのまちがいさがし
―爪のおしゃれ―

どこに危険があるのかな？

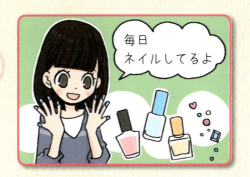

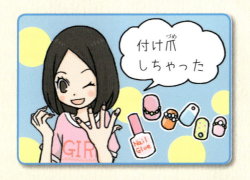

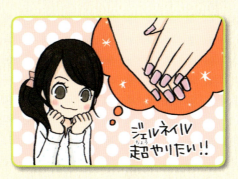

答えは次のページへ

ココがあぶない！

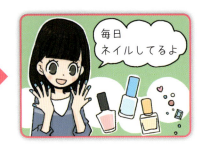

爪がもろくなります
爪の周りの皮膚がかぶれたり、爪が折れやすくなったりします。除光液にも注意！

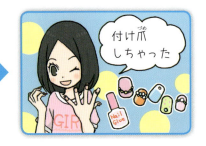

長い爪には危険がいっぱい
付け爪は折れたり、接着剤でかぶれたりする危険があります。しかも、長い爪は雑菌がたまりやすく不潔です。

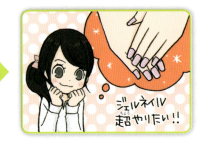

爪が緑色になることも……
ジェルネイルによる爪のトラブルが増えています。

××××　こんなになっちゃうよ　××××

マニキュア

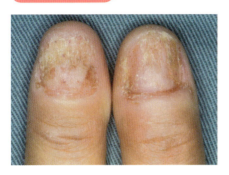

マニキュアのベースコートでかぶれてしまった爪。

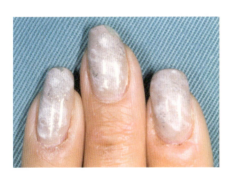

マニキュアにより、爪の周りがかぶれて腫れてしまいました。

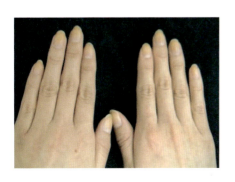

マニキュアをし続けていたため、爪が黄色く変色してしまいました。

除光液のトラブルの元 アセトン

多くの除光液に含まれるアセトンは発がん性があるため、人体に有害です。鼻をつく独特のにおいが特徴で、皮膚についたり、においを吸い込んだりすることで体に取り込まれます。

何度も使うと、爪が乾燥して白く変色することもあります！

スカルプチュア（付け爪）

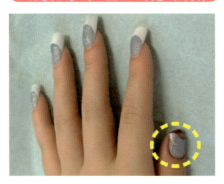

スカルプチュア（付け爪）をした爪をうっかり引っ掛け、付け爪の付いていた自分の爪の部分まで折れてしまいました（親指）。

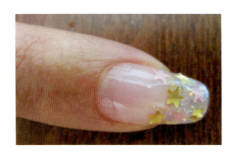

爪カンジタ症（爪の根元）。付け爪をつけるために、甘皮の処理をすると、甘皮を取り除いた部分に溝ができ、そこにカンジタ菌が繁殖しやすくなります。

甘皮ケアのやりすぎ

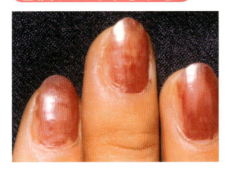

爪をいじる癖によって生じた異常。甘皮を削るように移動させることで爪が凸凹になってしまうことがあります。

甘皮は、爪の根元の薄い皮膚のこと。新しく生えてくる未完成のやわらかい爪が傷つかないように、保護する役割があるのだ

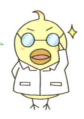

長い爪

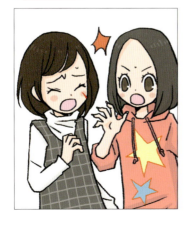

長い爪がダメな理由

①折れやすく、けがのもとになるから。
②汚れがたまりやすく、不潔だから。
③思いがけず他人にけがをさせてしまうから。

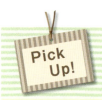

ジェルネイル

大人のおしゃれ障害

ジェルネイルってなに？

　ジェルネイルとは、「ジェル」と呼ばれる液体を爪に塗り、UVライトまたはLEDライトを当てて固める（硬化させる）ことで仕上げるネイルのことです。

こんなトラブル！！

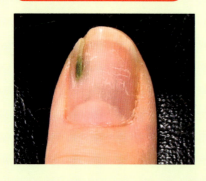

グリーンネイル

緑膿菌という菌が繁殖し、緑色になってしまった爪。ジェルネイルは爪から取り外すことができないため、爪の内部が湿ったままになり、菌が増えてしまいます。

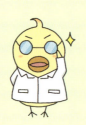

ジェルネイルの接着剤が原因で、皮膚がかぶれてしまうこともあるのだ

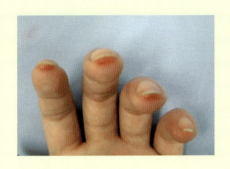

やけど

UVライトによって、爪の周りをやけどしてしまうことがあります。

　ジェルネイルは、マニキュアのように除光液で落とすことができません。ネイルサロンで専用の溶液で落とします。無理にはがそうとすると、爪の表面まではがれてしまい、爪が薄くなる、表面がガサガサになる、爪が折れてしまうなど、さまざまなトラブルが起こります。絶対に無理にはがしてはいけません。

UV（LED）ライトの危険性

　ジェルを固めるUVライトのUVとは、紫外線のことです。紫外線は、浴びるとしみになったり、皮膚がんの原因になったりする有害な光です。

　また、UVライトの熱でやけどをしたり、爪が痛くなるというトラブルが起きています。一見安全そうに見えるLEDライトにも紫外線が含まれています。

こんなことに気をつけよう

　健康な爪は、透明な爪の下に血管の色が透けて見える薄いピンク色をしていて、光を当てると爪自体が輝いています。ネイルをするよりも、きれいな素の爪を大切にしましょう♪

★爪をケアしよう
　爪の周りが乾いてしまうとささくれができます。こまめにハンドクリームやネイルオイルなどで保湿するとささくれを予防でき、爪も元気になってきます。

★除光液はアセトンフリーに
　マニキュアを落とす除光液は、アセトンの入ってないものを選び、においを吸い込まないようにしましょう。また、使ったあとは、必ず手を洗いましょう。

爪からわかる健康状態
　病気のサインは、爪の色や線、形から判断できることがあります。例えば、もし爪がスプーンのように反っていたら、貧血のサインです。ネイルをしていると、体からのサインが読み取れなくなってしまいます。

おしゃれのまちがいさがし
― 足に合わない靴・水虫 ―

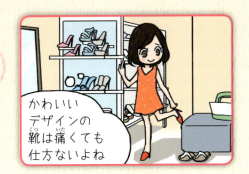

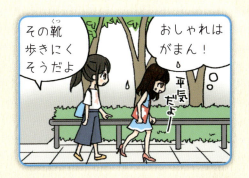

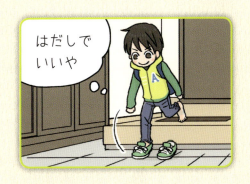

答えは次のページへ

ココがあぶない！

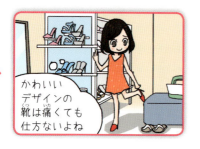

無理して履くのはダメ
足に合わない靴を履いていると、足が変形したり、負担がかかったりして、障害が起こってしまいます。

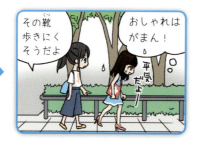

ハイヒールに注意！
膝や腰に負担がかかって姿勢が悪くなったり、足首をひねってけがをしたりしてしまうかも。

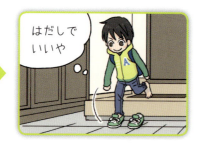

靴下は必要だよ
靴が足にぴったり合わずにパカパカしたり、汗で蒸れて靴の中に雑菌が増え、足のにおいの原因になったりします。

×××× こんなになっちゃうよ ××××

足に合わない靴

外反母趾

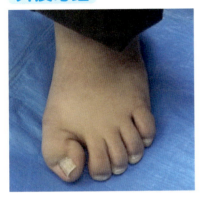

親指の付け根が飛び出し、小指側に曲がってしまいました（子どもの症例）。（補足 p.150）

> 小指が内側に向いてしまうこともあるのだ（内反小趾）

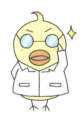

ハンマートゥ

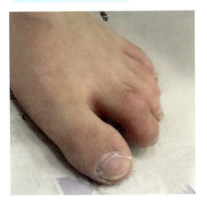

小さな靴や先が細くなっている靴を履き続けていると、足の指先が伸ばせない状態が続き、足の指がハンマーの形のように変形してきます（子どもの症例）。

浮き指

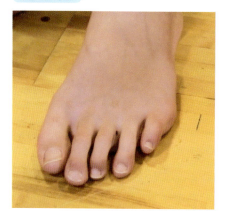

指の付け根は地面についていますが、指先が浮いてしまっています。こうなると、足の指に力が入らず、不安定になり、足指を踏ん張ってしっかり歩くことができません。

浮き指の原因

　腹筋が弱くて腰を反って立つと、かかとに体重がかかった状態になります。この姿勢が浮き指の原因です。この姿勢だと親指やその他の足の指には力が入らないため、指が浮いてきてしまうのです。ぶかぶかな靴や、かかとの脱げてしまう靴は、この状況をさらに悪化させます。これに加えてハイヒールのような先端の詰まった靴を履くと、ハンマートウへと進行します。さらに、腰回りの筋肉も育たず、「しゃがめない」「長く立っていられない」などの弊害も出てきます。

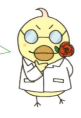

　予防には、足の甲をしっかりとめるような靴を正しく履き、おへその下のあたりを意識して立ったり、ジャングルジムを登るなどの運動をしたり、ときどき、はだしになって、指で地面の感覚を確かめたりするとよいぞ！

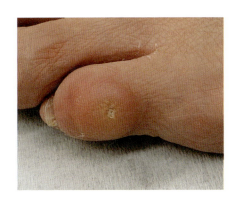

魚の目（鶏眼）

皮膚の一部が慢性の刺激を受けて角質層が厚くなる病気。特に足の裏にでき、痛みがあります。

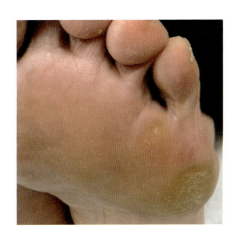

タコ

魚の目との違いは、痛みは少なく、全体の皮膚が少し黄色味を帯びて、厚く硬くなって盛り上がってきます。

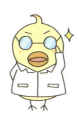

足にこれらができたら、靴が足に合っていない証拠！

水虫

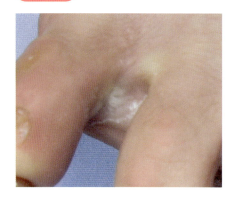

水虫（趾間型）

指の間にでき、かゆみがあり、皮がむけたり、白くふやけたようになったりします。

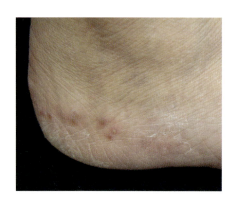

水虫（小水疱型）

赤みを帯び、かゆみの強い小さな水疱ができ、ボロボロと皮がむけていきます。

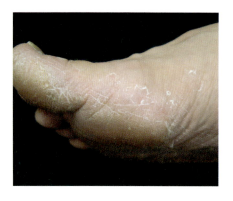

水虫（角質増殖型）

かゆみがあまりないため、水虫と気づかないことも多く、足の裏がごわごわになります。

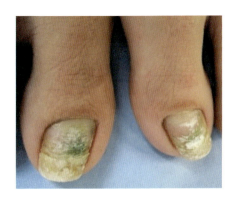

爪白癬（爪水虫）

爪が黄白色に変化したり、厚くなったり、変形してボロボロになったりしてしまいます。

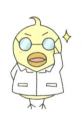

爪水虫は、治療に時間がかかるので、早めに病院へ！

なぜ水虫ができるの？

　水虫の原因は、カビの一種の白癬菌です。はだしやストッキングになったときに菌が足に付くと、通常はすぐに落ちますが、足をきちんと洗わないでいると、菌が足の指の間の皮膚の表面（角質）に潜り込んですみ着き、水虫に感染してしまいます。感染すると、靴や靴下などの高温多湿の環境の中で悪化します。

　水虫の予防には、1日1回、足をしっかり洗いましょう。

爪の異常

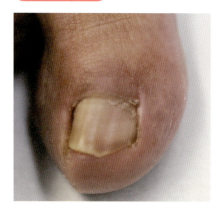

陥入爪

親指の爪の横の部分が、指の肉に食い込んでしまいました。

主な原因は、深爪などのまちがった爪の切り方や、外傷などです。さらに、靴などによって圧迫されると、爪の周りも炎症を起こしてしまいます。

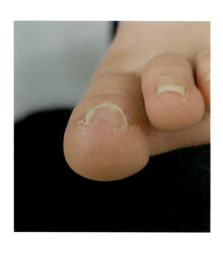

巻き爪

爪の痛みで親指をかばい、しっかり体重を乗せられなかったり、悪い姿勢や合わない靴によって親指を使わずにいたりすると、巻き爪になることがあります（子どもの症例）。

外反母趾などの変形による圧迫や、靴による圧迫も原因になります。

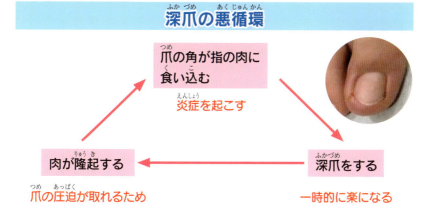

深爪の悪循環

爪の角が指の肉に食い込む → 炎症を起こす → 深爪をする（一時的に楽になる）→ 肉が隆起する（爪の圧迫が取れるため）→ 爪の角が指の肉に食い込む

痛みを取るために深爪をしてしまうと、爪の下の肉が盛り上がってさらに爪を下へと押し込み、どんどん変形していきます。これらを防ぐには、足に合った靴を履くと同時に深爪をしないことが大切です。

注意

痛みを取るために、深爪をすると、さらに悪化してしまいます。

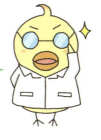

健康な手の爪は、1日に0.1mmずつ伸び、爪全体が生まれ変わるには、6か月ほどかかるのだ

足の爪は、手の爪の半分くらいの速さで伸びるぞ！

ハイヒールは凶器？！

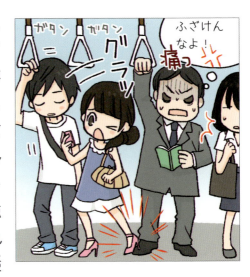

　混雑した電車の中で、よろけて他人の足をハイヒールで踏んでしまう事故がよく起きています。中には踏まれて骨折してしまう例も。特にヒール（かかと）の細いピンヒールは体重がヒールの一点に集中するため、踏まれたらとても痛いし、危険です。

　ハイヒールは安定しない靴なので、ハイヒールを履いて移動するときは電車内では必ずつり革につかまるなど、周りの人の迷惑にならないように気をつける必要があります。

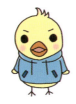

ヒールはもともと立ち姿を美しく見せるための靴で、歩くための靴じゃないんだって～！

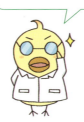

ヒールが高いほど、つま先が細いほど、足に負担がかかる。日常的に履くなら、ヒールの高さは3cmまで、かかとの部分が太く、まっすぐなものが安定しているぞ！

こんなことに気をつけよう

よい靴の選び方

〈ここをチェック〉

チェック1 試し履きをしましょう

同じサイズでも、合う靴・合わない靴があります。必ず両足とも履いてみましょう。

チェック2 歩いてもかかとがパカパカしないか？

自分の足にぴったり合っていると、歩いてもかかとが靴から抜けません。

チェック3 足の5本指をしっかり曲げられるか？

足の5本指のつけ根と、靴底の曲がる部分が一致しているかを確認しましょう。やわらかすぎる靴や、硬すぎて曲げられない靴はよくありません。

チェック4 爪先にゆとりはあるか？

爪先に指1本分のゆとりがあり、5本の指を自由に動かせるか、ヒールのある靴（パンプス）の場合は、親指が爪先に当たっていないかを確認しましょう。

よい靴の条件とは

靴はもともとは、足を保護するとともに、足の機能をサポートするために考案された"道具"です。

足には、体重を支える、歩くときや運動するときに体のバランスを保つ、地面からの衝撃をやわらげる、という重要な機能があります。その機能を十分に発揮できる構造の靴が、よい靴の条件とされています。

正しい足のサイズを知っていますか？

　自分にぴったりの靴を探すためには、自分の足の正しい大きさを知っておくことが必要です。メジャーを使って足のサイズを測ってみましょう。

測る場所は2つ

①足長（サイズ）
爪先からかかとまでの長さ

②足囲・足幅（ワイズ）
親指の関節の付け根の一番幅の広い部分から、小指の付け根までの周囲。靴では細い方から順に、A・B・C・D・E・EE・EEE……で表示されます。

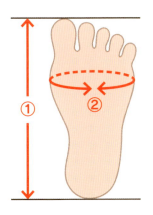

自分に合っていない、幅広の靴を履いていると、外反母趾や扁平足になりやすいので注意！

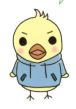

足が楽なゆったりした靴の方が足にいいわけじゃないんだね！

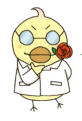

靴屋さんでお店の人に測ってもらうのもよいぞ♪

おしゃれのまちがいさがし
―むだ毛のケア―

どこに危険（きけん）があるのかな？

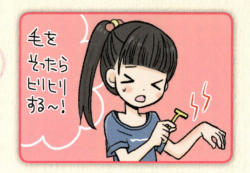

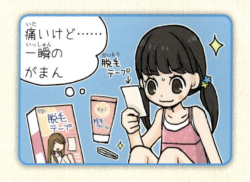

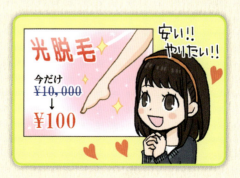

答えは次のページへ

ココがあぶない！

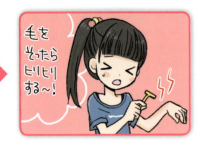

使い方に注意！

使い方をまちがえると、皮膚を傷つけてしまうよ。

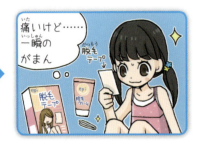

脱毛のトラブルも知っておこう

無理に毛を抜くと、毛穴が傷ついたり、跡が残ったりしてしまうことがあるよ。

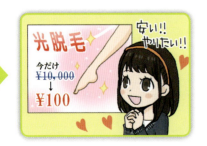

やけどの危険あり

エステサロンで行う脱毛は、やけどの危険があるよ。

××××こんなになっちゃうよ××××

かみそり

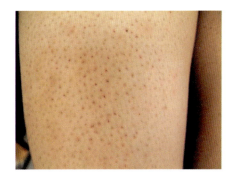

かみそりの刃で、肌の表面まで削り取ってしまい、細かい傷がたくさんできてしまいました（かみそり負け）。ヒリヒリと痛みます。

毛抜き・脱毛ワックス・脱毛テープ

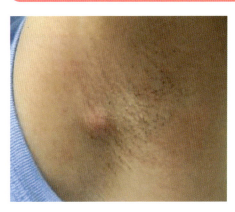

わきの毛を抜いた際、毛穴からばい菌が入り、化膿してしまいました。

脱毛・除毛クリーム

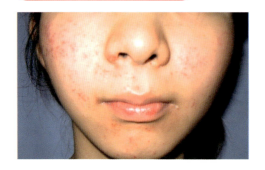

体用の除毛クリームを顔に使ったことで、肌が赤くかぶれてしまいました。

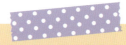

取扱説明書をよく読もう

　おしゃれ障害の多くは、取扱説明書に書いてあるルールを守らず、自分で勝手に判断して、使ってはいけない部位に使ったり、薬剤の量を多く使ったり、薬剤を塗って放置する時間を長くしたりしたことによって起こっています。
　取扱説明書のルールを守らないと、思いがけないトラブルになる可能性があるため、使うときは取扱説明書は必ず読み、ルールを守りましょう。

永久脱毛（レーザー脱毛・光脱毛）

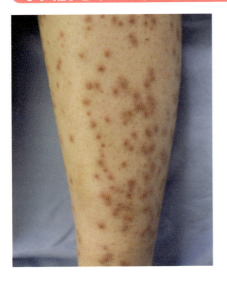

やけど

エステティックサロンのレーザー脱毛で抜毛。ところどころ毛穴が炎症を起こしてしまっています。

注意

光脱毛でも、レーザーを当てる部分の冷却不足によって、やけどをすることがあります。

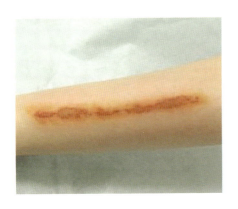

家庭用電気抜毛器をうまく使用できないと、けがをしてしまうこともあります。

こんなことに気をつけよう

むだ毛が生える理由

　体毛には、クッションとして体を守ったり、皮膚の湿度の調節をしたりする役割があります。そのため、体の大事な部分に多く生えてきます。例えば、髪の毛は大切な脳を守るため、わきの毛は、わきにあるリンパ腺や大きな血管を守るために生えてきます。むだ毛のケアをするときには、その下の皮膚まで傷つけないように気をつけます。

むだ毛の処理

★そるとき
・そる前に肌を清潔にし、切れ味のよいかみそりを使います。
・滑りをよくするためにシェービングクリームを使います。

★抜くとき
・脱毛ワックス・テープは、一本ずつ抜くよりもさらにダメージが大きく、色素沈着や傷跡になりやすいので注意しましょう！

★除毛クリーム
・説明書をよく確認して使い、使用後は丁寧に洗い流します。
・肌の弱い人はかぶれや炎症を起こすことがあるため、使用を避けたり、使用する前にパッチテストをしたりするとよいでしょう。

おしゃれのまちがいさがし
―タトゥー（入れ墨）・ヘナタトゥー―

どこに危険があるのかな？

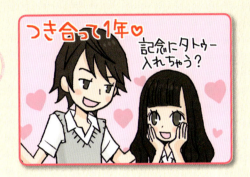

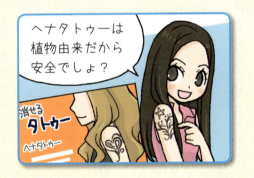

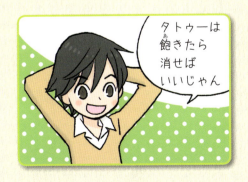

答えは次のページへ

ココがあぶない！

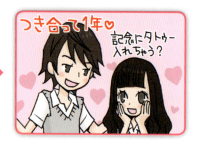

気軽にやってはダメ！
タトゥーは簡単には消せません！ 今はよくても、あとで後悔するかも。

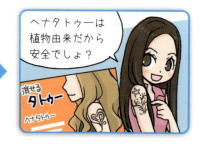

ヘナタトゥーも注意！
肌がやけどのようにかぶれてしまうことがあります。

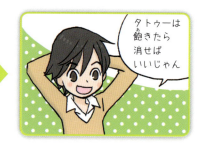

タトゥー（入れ墨）は一生消えないよ
皮膚をレーザーで焼いたり、切り取ったりして消す方法もありますが、傷や跡が残ってしまいます。痛みもあり、お金もかかります。

××××　こんなになっちゃうよ　××××

タトゥー（入れ墨）

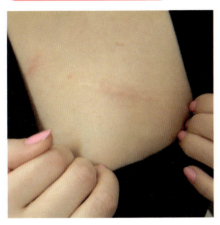

レーザーではタトゥーを取り除くことができず、切除した例です。切除した傷跡が残ってしまいました。

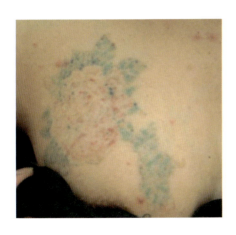

子どもが生まれ、母乳を与えるために胸のタトゥーをなんとか取り除きたいという希望でしたが、写真のように、レーザーでもなかなか消えませんでした。

注意
一度タトゥーを彫ると、元の皮膚には戻せません。

ヘナタトゥー

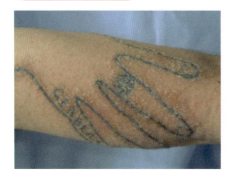

ヘナタトゥーの染料が肌に合わず、ケロイドのようになってしまいました。

ヘナタトゥーとは

　ヘナタトゥーは、ヘナという植物（ハーブ）由来の赤茶色の染料を使って肌の表面を染めるもので、「消えるタトゥー」、「メヘンディ」とも呼ばれています。

　植物由来なので安全と思われがちですが、植物へのアレルギー反応で腫れやかぶれなどが起こることがあり、天然のヘナ100％でも安全とはいえません。

　また、ヘナ100％の染料では、日本人の皮膚では仕上がりの発色が薄く目立ちにくいため、染料に、黒色のパラフェニレンジアミンを混ぜている場合が多くあります。

　パラフェニレンジアミンは直接肌につけると赤みやかゆみ、腫れといったアレルギー症状が出たり、やけどのような傷跡ができたりする可能性があるため、皮膚につける化粧品への使用が禁止されています。

命に関わるタトゥーの危険性

　タトゥーは肌の深いところ（真皮）まで針を刺します。真皮は血管が豊富なため、血を介してうつる感染症の菌が全身に回りやすく、針を使い回したり、器具が殺菌されていなかったりすると、肝炎や敗血症など、命に関わる感染症にかかってしまうことがあります。

　また、タトゥーとして体に刻み込んだ金属の色素が特殊なアレルギーを起こし、全身性の重い病気（サルコイドーシス）の原因になることがあります。

考えてみよう　タトゥーって必要？

　タトゥーは江戸時代では罪人に、犯罪者としての目印を付けたり、身元不明の人を見分けたりする目的で入れていたものでした。現代の社会において健康な肌をわざわざ傷つけるタトゥーは、本当に必要なものなのでしょうか？

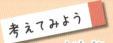

将来こんなとき後悔しない？

プールに行ったとき

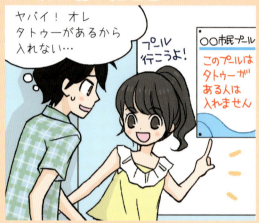

プールや公衆浴場に入れないことがあります。

子どもができたとき

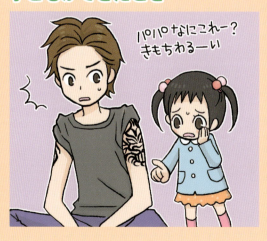

子どもに言われて後悔するかもしれません。

年をとったとき

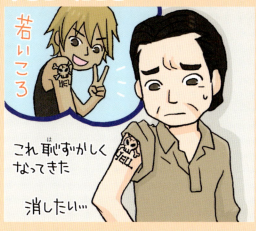

タトゥーのデザインが流行遅れになったり、「ダサい」と感じたりして消したくなるかもしれません。

病院で検査をするとき

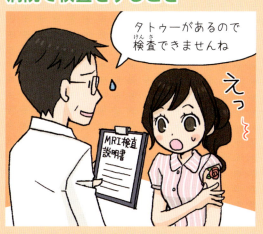

タトゥーの色素に含まれる金属のせいで、検査（主にMRI）を受けられないことがあります。

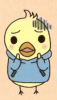

いいことないじゃん……

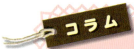

時代で変わる美の尺度

　平安時代の美人画に見られる女性の姿は、ふくよかで切れ長の目、いわゆる「平安美人」で、現代の"美人"とはかなり違います。江戸時代には、結婚した女性は歯を黒く染め（お歯黒）ており、にっこり笑うと見える黒い歯も魅力的だと思われていたようです。

　さらに時がたち、第二次世界大戦前後で見ると、戦前は「鳩胸、出っ尻」と嫌われたグラマーな女性が、戦後、アメリカ文化が流入してくるのに合わせてもてはやされるようになりました。その後、来日した人気モデル「ツイッギー（小枝ちゃんの意：小枝のようにやせていたため）」の影響で、今度はやせた女性が人気になりました。

　近年では、「やせすぎ」や「拒食症」が原因で死亡したモデルの存在が次々に明らかになったことから、不自然にやせたモデルを基準とした美に疑問が持たれ、やせすぎたモデルは起用しないようにする動きや、「ふっくらした体型」も良いとする風潮が見られるようになりました。

　現代は、不自然な美よりも、やせすぎていない健康的な体型がもてはやされる時代なのです。このように、美の尺度は時代によって変わっていきます。

おしゃれのまちがいさがし
― プチ整形（美容整形手術）―

どこに危険があるのかな？

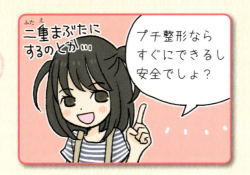

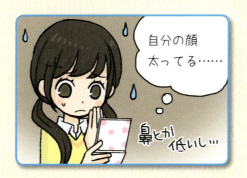

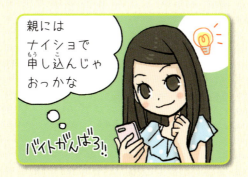

答えは次のページへ

ココがあぶない！

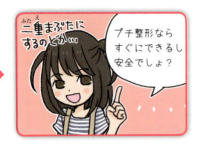

失敗してしまうかも
理想どおりの形にならず、後悔している人がたくさんいます。

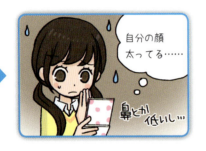

顔はまだまだ成長中
大人になるまでに、骨格や顔つきは変わっていきます。

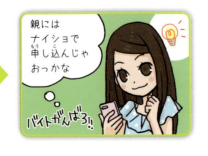

保護者に「ヒミツ♥」はだめです
未成年者は行為の責任がとれないため、親（親権者）の同意が必要です。しかし、本当にあなたに必要でしょうか？

××××こんなになっちゃうよ××××

二重整形（プチ整形）

　一重まぶたを二重にするといった美容整形手術によって、芸能人やモデルの顔に近づきたいという人は後を絶ちません。しかし、手術したあともいろんな人から、「この人は整形してるんじゃないか？」と疑いの目で見られることを覚悟しなければいけません。中には生まれた子どもと顔が似ていないことで、美容整形手術をしたことがばれてしまったという人もいます。

　また、一度整形手術をすると、もう、元の顔には戻せません。理想どおりの仕上がりにならず、整形する前の方が良かったと後悔している人もたくさんいます。美容整形手術に失敗し、元に戻そうと手術を繰り返すという悪循環にはまってしまう人もいます。

　特に、子どものうちは、まだ骨格が完成していないため、医学的にも美容整形手術は絶対におすすめできません。

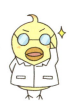

美容整形手術を繰り返すと、各パーツが強調されすぎて、不自然な顔になってしまうのだっ

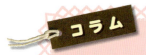

おしゃれと喫煙(きつえん)

　テレビや漫画(まんが)などで、かっこいい俳優(はいゆう)たちがたばこを吸(す)っているのを見て、「たばこを吸(す)うのは大人っぽい」、「セクシーな感じ」などのイメージを持っていませんか？

　しかし、実はたばこは、肌(はだ)をはじめとして、全身の老化を急速に進めてしまう、とても恐(おそ)ろしいものなのです。たばこを吸(す)うと、肌(はだ)のしわが増え、歯も黄色くなって、やがてボロボロになります。きれいな歯は美しい印象を与(あた)えるものなので、歯がボロボロになってはせっかくのおしゃれも台無しです。

　また、「たばこを吸(す)うとやせる」というのもまちがった考えです。もしやせたとしても、それは美しくない、不健康なやせ方です。さらに、たばこの成分は肺(はい)の中にいつまでも残ってしまうので、息がたばこ臭(くさ)くなり、ずっと抜(ぬ)けなくなります。

　たばこは今まで積み上げてきた、おしゃれになるための努力を一気に台無しにするものだと心得て、絶対(ぜったい)に吸(す)わないようにしましょう。

おしゃれのまちがいさがし
― 体の冷え ―

どこに危険があるのかな？

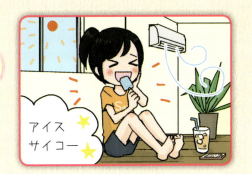

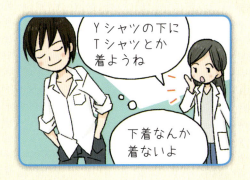

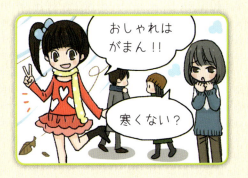

答えは次のページへ

ココがあぶない！

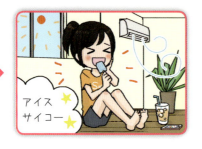

おなかが冷えちゃうよ

冷たいものばかり食べていると、内臓が冷えておなかが痛くなったり、下痢をしたり、食欲がなくなったりします。

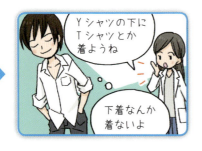

体が冷えちゃうよ

体を冷やすと、だるくなったり、体の抵抗力が落ちて、かぜなどをひきやすくなったりします。下着には保温効果があります。

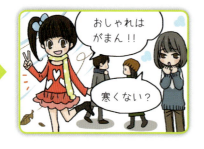

がまんしないでー！

体が冷えると、代謝が減って、太りやすい体になったり、皮膚の血流が悪くなって顔色が青ざめたり、肌が荒れやすくなったりしてしまいます。

××××　こんなになっちゃうよ ××××

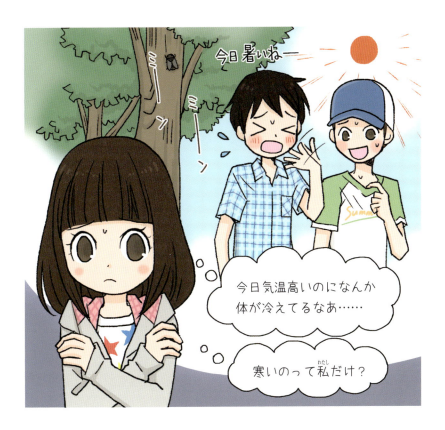

　体を冷やしてしまう習慣があると、暑い日でも手足が冷えたり、寒い日に温かい場所にいてもなかなか体が温まらなくなったりします。このような常に体の冷えを極端に強く感じてつらいと思う症状が"冷え症"です。

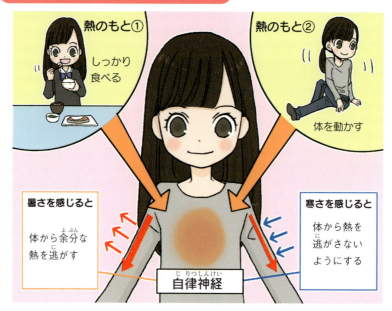

体温調節をする体の仕組み

- 熱のもと① しっかり食べる
- 熱のもと② 体を動かす
- 暑さを感じると 体から余分な熱を逃がす
- 寒さを感じると 体から熱を逃がさないようにする
- 自律神経

　冷えるのは、体が冷えるだけではなく、体温調節をする体の仕組みがうまく働かないためです。体温を維持するための熱量が不足すると、体温の調節に関わる自律神経が過敏に反応し、体の熱が外に逃げないように、手足などの皮膚の血流を減らします。その結果、常に手足が冷えることもあります。

自律神経の働き

暑さを感じたとき
体表面や末端に送る血液を多くし、体から余分な熱を逃がす。

寒さを感じたとき
体表面や末端に送る血液を少なくし、体から熱を逃がさないようにする。

こんなことに気をつけよう

食事と運動で体の熱をつくろう

①しっかり食べる

栄養バランスのよい食事をしっかりとり、体内で消化吸収されることで、熱が生み出されます。

②体を動かす

軽い運動を毎日しましょう。筋肉を動かすことで、熱が生み出され、血流もよくなります。

自律神経の働きを整えるには

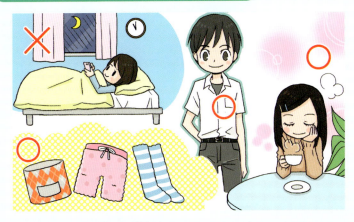

★夜更かしや朝寝坊をしない

★露出の多い服や締め付けの多い服を着ない

★リラックスする時間を持とう

★下着などで冷えない服装を心がけよう

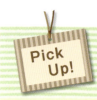

低温やけど

　低温やけどは、40数度くらいの低温で起こるやけどです。カイロや湯たんぽが肌に長時間ふれていることで起こります。ゆっくり、じわじわと熱が加わるため、皮膚の奥までダメージを受けてしまうのが特徴です。

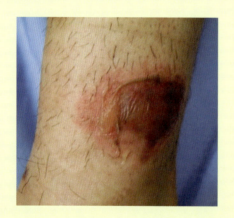

湯たんぽ代わりにペットボトルにお湯を入れ、足の上に置いていたところ、気づくとやけどをしていました。

安全に使うためのルール

★カイロを貼るときは、カイロが肌に直接ふれないように、下着の上から貼りましょう。

★貼るタイプではないカイロや湯たんぽを使うときには、カイロケースや厚手のバスタオルにくるむと安心です。

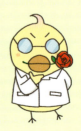

おしゃれのまちがいさがし
― 人工日焼け・ダイエット・香害 ―

どこに危険があるのかな？

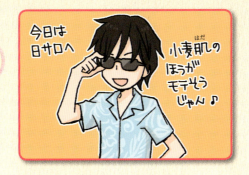

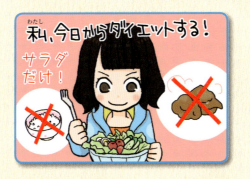

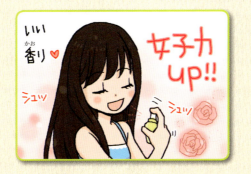

答えは次のページへ

ココがあぶない！

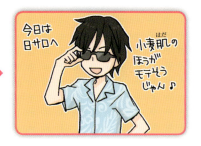

日焼けは有害
日焼けは皮膚の老化を早め、しみや皮膚がんなどの病気を引き起こす可能性があります。

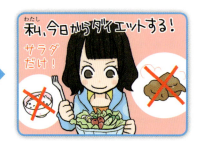

食べないと逆効果だよ
体に必要な栄養素が不足して代謝が悪くなり、かえって太りやすくなります。

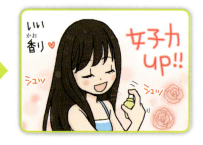

いい香り♥は君だけかも
香り付きのスプレーや香水、柔軟剤の香りなどで気分が悪くなってしまう人がいます。

×××× こんなになっちゃうよ ××××

人工日焼け

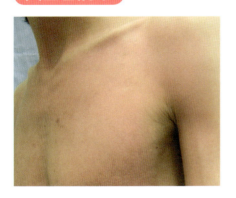

日焼けによるやけど

日焼けサロンで過剰に紫外線を照射し、皮膚がやけどをしたようになってしまいました。

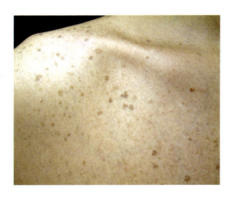

しみ

紫外線の浴びすぎで皮膚が老化し、しみができてしまいました。

皮膚がん

紫外線は体の設計図である遺伝子（DNA）に傷をつけます。DNAが傷つくと、突然変異を起こしてがんを発症することがあります。

無理なダイエット

ダイエットで食事を制限すると、体重は軽くなっていきますが、脂肪を燃やす筋肉が落ちていきます。また、体に必要な栄養素が不足し、体の成長や発達が遅れたり、止まったりしてしまうことがあります。

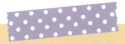

やせるサプリメントに注意！

やせるという「やせ薬」は、ネットで簡単に購入でき、確かに効果があると感じるかもしれません。しかし、中身は、健康な人が飲むのは危険な薬である場合もあります。また、体脂肪を減らすといった特定保健用食品（トクホ）などは、成人向けに開発された商品であるため、子どものうちはおすすめできません。

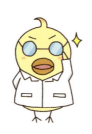

ダイエットのためには運動が一番なのだっ！

香りの害

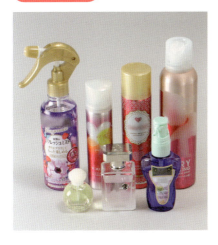

化学物質過敏症

化学物質過敏症とは、ごく少量の化学物質の影響で、さまざまな体調不良が起きる状態のことです。
となりの人がつけている香水や服から香る柔軟剤のにおいによって頭痛がしたり、気持ち悪くなったりしてしまいます。

注意

香りなどの元になる化学物質にふれ続けていると、誰でもなる可能性があります。

香りのマナー

① 制汗剤や消臭剤は無香料を使う

② 学校や食事をする場では控える

③ 使うときは部屋の換気をする

④ 部屋はこまめに掃除をする

自分の好きな香りでも、ほかの人は好きな香りとは限らないよ。タバコのにおいと同じ！

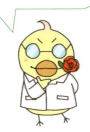

こんなことに気をつけよう

上手な日焼け予防

★日焼け止めをつける

つけたつもりでも量が少なければ効果も減少するので、説明書に従って適切な量をつけましょう。

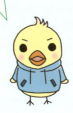

首や耳、うなじに塗り忘れていないかな？

> **注意**
>
> 日焼け止めでかぶれてしまう人は、「紫外線吸収剤」の入っていないものを選びましょう。

★ぼうし・長袖シャツ

ぼうしをかぶったり、長袖の服を着たりしましょう。

色が濃いほうが紫外線を吸収する効果があります。

※濃い色だと熱中症になりやすい（体の温度が上がりやすい）ので注意

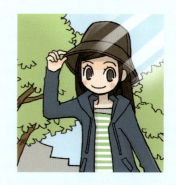

★日差しの強い日の外出は避けて

夏の真昼は日差しが特に強いので、晴天時の外出は、控えめにしましょう。

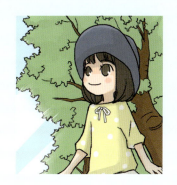

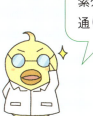

紫外線は窓ガラスも通り抜けますよ〜

日焼けをしてしまったら

冷水や冷たいタオルなどで冷やします。熱いお風呂やメイクは避けましょう。痛むような場合は早めに皮膚科へ行きましょう。

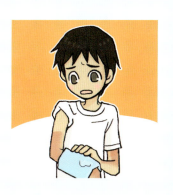

日焼け止めの使用の目安

　日焼け止めは、紫外線を防ぐ効果（SPF／PA）が高いほど効き目がありますが、肌への負担も大きくなります。さまざまな種類があるので、目的に合ったものを選びましょう。

条件	防御対策	
	SPF	PA
日常生活	5	＋
軽い屋外活動 ドライブ	10	＋＋
屋外でのスポーツ 海水浴	20	＋＋＋
日差しの強い場所 での屋外活動	30以上	＋＋＋

注意

・日焼け止めは汗や皮脂で落ちたり、時間がたつにつれて効果がなくなったりするため、こまめな塗り直しが必要です。

・ウォータープルーフ（耐水性）のタイプを使ったときは、洗顔料や専用のクレンジングを使って落としましょう。

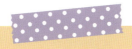

紫外線の種類

● UV-A
　UV-A波は肌の奥深くまで届き、DNAを傷つけたり、しわやたるみなどの肌老化を招いたりします。

● UV-B
　UV-B波は肌表面が赤くなる炎症を引き起こします。また、細胞を守るために紫外線予防効果のある黒いメラニン色素をつくるため、肌の色が黒くなったり、しみやソバカスの原因になったりします。

肌を守る指標

● SPF
　主にUV-Bの防止効果を表す目安の数値です。数字が大きいほど効果が高くなります。例えばSPF30の場合、塗らないときに比べて、30倍UV-Bによる日焼けを遅らせることができます。

● PA
　主にUV-Aの防止効果を表す目安の数値です。＋の多さがUV-Aに対する効果の高さを示します。

> もしも……
> おしゃれ障害かな？ と思ったら

放っておかない！

　おしゃれ障害かなと思ったら、おしゃれ（おしゃれ道具の使用）を中止して、保護者や先生などの周りの人に相談しましょう。

　もし、そのまま放っておくと、悪化したり、手遅れになったりしてしまう場合があります。

早めに病院へ GO ！

　炎症や痛みなどの、明らかな異常がある場合には、がまんせずに病院で医師の診察を受けましょう。

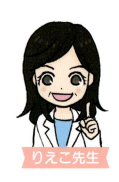

りえこ先生

第3章
おしゃれの力

おしゃれで人生は変わる？！

　第2章では、おしゃれのトラブルを勉強してきました。しかし、おしゃれには、気分を明るくしたり、元気にしたりといったよい力もたくさんあります。では実際に、おしゃれの力はどのように発揮されているのでしょうか。
　第3章では、がんの病気やその治療による外見の変化に悩む患者さんに病院が行っている、外見ケアの取り組みを見ていきます。

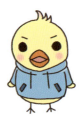

がんの患者さんは、治療の副作用で、髪が抜けてしまうというのは聞いたことがあるよ

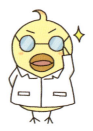

突撃取材してきました！

"自分らしく元気に生きるために"

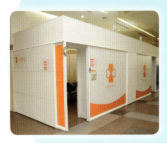

国立がん研究センター
中央病院
アピアランスケアセンター
の取り組み
(東京都中央区)

"心を届けるヘアドネーション"

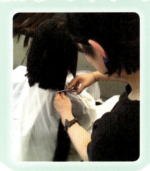

先輩からのメッセージ

"自分らしく元気に生きるために"

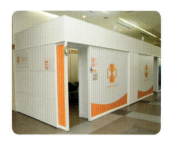

国立がん研究センター中央病院
アピアランスケアセンター
センター長　野澤 桂子先生
にお聞きしました

Q. このアピアランスケアセンターではどんな取り組みをしていますか？

　この病院には、さまざまながんの患者さんがいますが、がんになると、例えば治療のために学校に行けなくなるなど、周りの環境や今までの生活が、一気に変わってしまいます。しかも、苦しい治療に加えて、薬の副作用で、髪やまつげが抜けたり、爪の色が変わったり、肌にブツブツができてしまったりして、いつもの自分と見た目が変わってしまいます。すると、心まで本当につらくなり、治療をやめたくなってしまうことがあります。見た目で周りから心ないことを言われて、傷つくこともあります。
　ですので、がんになっても、病気になる前と変わらない普段通りの生活ができるように、外見が変化してしまったことを気にしていろんなことをあきらめないで済むように、外見による苦痛を減らすための取り組みをしています。

例えば……

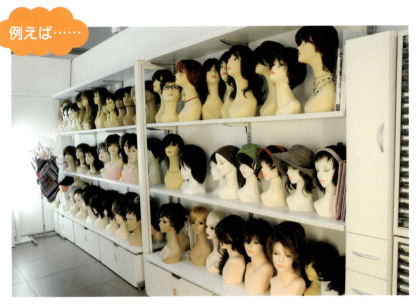

髪が抜けてしまっても、ウィッグをつけて、どんな髪型にもできます。

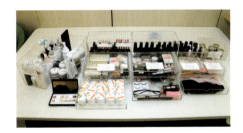

顔のあざは専用の化粧品、まつげの脱毛はつけまつげでカバーできます。

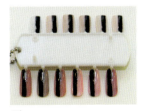 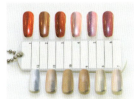

爪の変色（黒のペンで表現）は、マニキュアで、カバーできます。

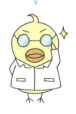

なんでもできるんですね！

Q. 患者さんの反応はいかがですか？

　ここでは普段の生活だけではなく、ライフイベントもサポートしているのですが、みんなそれぞれ自由にライフイベントを楽しんでいます。例えば、髪が抜けてしまった子でも、ウィッグをつけて希望通り、お姫様のような格好で七五三ができましたし、皮膚の変色などが気になっていた子も、ネイルやメイクで隠し、普段と変わらない見た目で成人式に出席して楽しんでいました。また、治療で学校を休んでいて、久しぶりに登校するとき、"みんなに見た目で驚かれずに、自然に仲間に戻れるようにするにはどうしたらよいか"などの相談も、いっしょに対策を考えています。
　ウィッグやメイク、服装などの工夫をすれば、なんでもできます。できないことはないので、病気だからといって楽しいこともあきらめないでほしいですね。

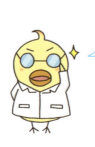

おしゃれは、自分らしく生きるための道具になるのですね！

―― ご協力ありがとうございました ――

取材を終えて

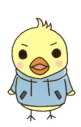

おしゃれの力、
恐(おそ)るべし！ だね

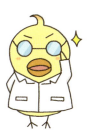

周りの人に不必要に注目されたり、びっくりされたり、何か言われたりしなければ、実は外見の悩(なや)みってなくなるのかもしれないのだ……！

> 知ってる？
>
> 髪を寄付するボランティア
> # ヘアドネーション

ヘアドネーションとは、「hair（髪）」を「donation（寄付）」することです。

日本ではNPO法人 Japan Hair Donation & Charity（JHDAC：ジャーダック）という団体が、病気で髪を失ってしまった18歳以下の子どもたちに、寄付された髪の毛を使って「医療用ウィッグ（かつら）」を作り、無償で提供する活動を行っています。

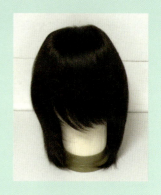

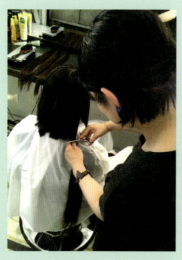

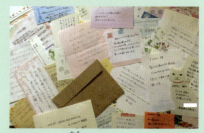

◀ ヘアドネーション用に必要な髪の長さは31cm以上。ひとつの医療用ウィッグを作るためには、およそ20〜30人分の髪の毛が必要になります。

▲ 全国から髪とともに送られてきた、たくさんのお手紙。

もっと知りたい方はこちらをチェック
NPO法人 JHDAC　ホームページ　http://www.jhdac.org/

先輩からのメッセージ

～ 10代のみなさんへ ～

おしゃれをもっと楽しむために

「おしゃれ障害なんて興味ない！」「将来のことより、今が楽しければいい！」という人、「みんなやっているから大丈夫！」という人もいますが、おしゃれ障害を知っておくのって意外と重要です。それは、"おしゃれの危険を知っていれば、おしゃれ障害にならないように予防ができるから"。

　危険を知らないでおしゃれをして、「そんなつもりじゃなかったのに……」ってなるのは怖いし、今、楽しんだからって、あとで後悔するのは嫌ですよね。

TPOを考えるのが、おしゃれ上級者

　あなたはおしゃれのTPOを知っていますか？

　Tは時（time）、Pは場所（place）、Oは場合（occasion）です。このTPOに応じた服装などの使い分けをするのが社会の常識です。

　例えば、学校へは、勉強をするために行きます。学校にはほとんどの場合、その学校の生徒であることを示す制服があるので、この制服を規則通りに着こなすことが、TPOをわきまえたおしゃれです。

　また、服装は、その人を表します。制服をきっちりと着ている人は、心もきっちりして礼儀正しいと思われます。反対に、しわの多い服装をしていると、本当はそんなことがなくても、「だらしがない人だ」と判断されたり、不潔な印象を与えたりしてしまうのです。

　また、ミニスカートなどの、露出の多い服装をしていると、「露出したいのか」などと思われてしまう場合もあり、犯罪に巻き込まれやすくなってしまいます。

例えばミニスカートを履きたいのであれば、どこであれば着ても大丈夫かを判断しながら、その場に合った服装をすることが大切です。

　TPOを守ってもおしゃれはできます。楽しくおしゃれを楽しみましょうね。

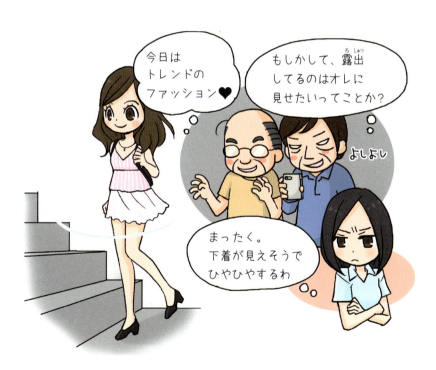

誤解されてしまう危険もあります

ここまで学んできて
どうだったかね？

ちょっと難(むずか)しかった！
でもおしゃれ障害(しょうがい)のこと、
わかってきたよ♪

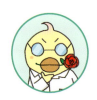
そうか。ではそろそろ秘伝(ひでん)
"おしゃれの極意(ごくい)"を教える
ときがきたようだ……！

あ！忘(わす)れてた！
おしゃれの極意(ごくい)ってなに？

いよいよ最終章へ……！

第4章
自分のこと、好き？

自分に自信がない人へ

「自分のこと好き？」と聞かれて、「好き」って言えるといいものです。だけど、「どうせそんなの"見た目"や"環境"に恵まれている一部の人だけでしょ」とか、「自分が好きなのって"ナルシスト"じゃん」って思うかもしれません。

　もちろん自分が好きだからって、いばって自己中心的になるのはよくないけれど、自分のことが好きで、自分に自信がある人ってかっこいいですよね。

　でも、自分に自信がある人だって人間だから、なにかしらのコンプレックスを持っているはず……。コンプレックスがあっても自分に自信があるってどういうことでしょう？

　4章では、自分らしさについていっしょに考えてみましょう。

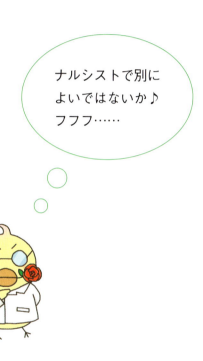

コンプレックスはみんなある!

　コンプレックスをなくしたいって悩む人は多いけれど、ちょっと待ってください。そのコンプレックスは、自分の"思い込み"かもしれません。

　人はそれぞれ趣味や好きなものが違います。だから、自分がコンプレックスだ、短所だと思っていても、他人からは、その人の長所に見えていることもあります。

　もっとポジティブに、コンプレックス="チャームポイント"だって考えてみると、自分のいいところがどんどん見つかります!

> 君はリフレーミングを知っているかい? リフレーミングというのは、あるフレーム(枠組み)でとらえた物事のフレームを外して、違うフレームを通して見ることなのだ。同じ物事も、価値観や見方によって変わる。つまり、君のコンプレックスは見方を変えるとなんと、長所になるのだ!

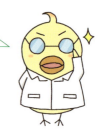

リフレーミングをハカセにやってもらいましょう➡

やってみよう　リフレーミング

悩み 一重まぶたが嫌だ

大人っぽい！
和服が似合いそう！
涼しげな印象！
アジア系のトップモデルみたい！

悩み 背が高いのが嫌だ

モデルみたい！
堂々として見える！
スタイルがよく見える！

悩み 地黒なのが嫌だ

健康的でゴージャス！
アジアンビューティー！
引きしまって見える！

悩み 毛が濃いのが嫌だ

ひょっとしてまつげや髪の量も多めなのでは？
とてもよいではないか！

性格だってリフレーミング♪➡

悩み　落ち込みやすい

まじめに考えているということだね

悩み　飽きっぽい

好奇心旺盛ということだね

悩み　おこりっぽい

情熱的な性格ということだね

長所の度が行きすぎると、短所に見えてしまうこともある。ポイントは長所と短所のバランスなのだ

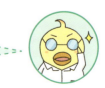

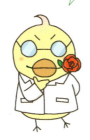

自分のよいところが見えてくると、自分はイケてると思えてくるのだ

自分らしいおしゃれって？

　世の中には、もっとかわいくなりたい！ もっとかっこよくなりたい！ って無理してでもおしゃれをしている人や、有名人のまねをしようとがんばる人がたくさんいますね。けれど、一方で、特別におしゃれをがんばっていなくても"輝いているな"って思われる人もいます。「そんな人になれたら苦労しないよ！」って思うかもしれません。ですが、誰でも自分らしさを大切にすると、自分に自信がついてきてそういう人になっていけるのです。

女の子だからスカートをはかなくちゃいけないわけではないぞ

自分にしっくりくる格好をすればいいんだね

自分らしさを生かそう！

　人と比べると自分が劣っていると落ち込んでしまうかもしれません。ですが、他人と比べる必要はありません。「自分は自分だ」と思うことが、自分に自信を持つ第一歩です。人それぞれ好みや価値観は違うから、他人のまねをするより自分らしいおしゃれを見つけましょう。自分らしさが本当のおしゃれの大切なポイントです。

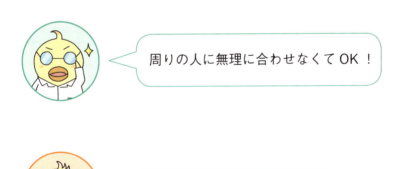

周りの人に無理に合わせなくてOK！

自分にしかない魅力かあ……

一生、おしゃれを楽しむために

　自分を好きになって、自信を持てるようになると、心までステキな大人になっていけます。それって難しそうに見えるかもしれないけれど、できたら本当にかっこいい！

　それに、おしゃれの先輩たちがよく言うように、10代は何もしなくても素できれいな時期です。この若さの特権を大切にしないともったいないので、せっかくこの本を読んだ君は、これからおしゃれをしようというときには、「このおしゃれって安全なのかな？」「将来の自分は後悔しない？」って一瞬でも考えるようにしてほしいなと思います。

　自分の人生だから、自分にとってベストな判断をして生きていきましょう！

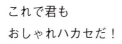
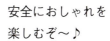
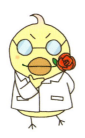
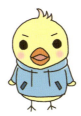

さ・く・い・ん

【あ】
アイメイク……………………60,61
アセトン………………………… 68
甘皮……………………………68,69
魚の目…………………………… 77
浮き指…………………………… 76
永久脱毛………………………… 89

【か】
外反母趾……………………… 75,80
化学物質過敏症……………… 113
角膜……………………………… 59
カラーコンタクトレンズ
　　　　　…………… 55,57,58,59
体の冷え…… 103,104,105,106
陥入爪…………………………… 80
喫煙……………………………… 102
金属アレルギー…… 45,46,47,48
靴………………………… 73,74,83,84
グリーンネイル………………… 70
黒髪……………………………… 40
化粧品（メイク用品）
　　　　　……… 25,26,27,29,31
香害…………………… 109,110,113
コテ…………………………33,34,36

【さ】
ジェルネイル………………… 70,71
紫外線…… 111,114,15,116,117
下着………………………… 103,104

【た】
除光液………………………… 68,71
自律神経…………………106,107
人工日焼け………… 109,110,111
スカルプチュア（付け爪）…… 68
スキンケア…………… 25,26,30,54
洗顔………………… 49,50,53,61
ソフトコンタクトレンズ
　　　　　………………………59,63

【た】
ダイエット……… 109,110,112
タコ……………………………… 77
脱色（ブリーチ）……… 34,35,36
脱毛………… 85,86,87,88,89,90
伊達マスク……………………… 64
タトゥー（入れ墨）
　　　　　…… 91,92,93,94,95
つけまつげ……………………… 19
爪カンジタ症…………………… 68
爪白癬…………………………… 79
低温やけど……………………… 108
電車内の化粧…………………… 32
取扱説明書……………………… 88

【な】
内反小趾………………………… 75
長い爪…………………………… 69
にきび……………… 49,50,51,52
ネックレス……………………… 45

【は】
ハードコンタクトレンズ
　　　　　………………………59,63
パーマ…………………………… 38
ハイヒール…………………… 74,82

パッチテスト……………………… 47
パラフェニレンジアミン
　………………………………94,148
パラベン………………………… 148
ハンマートゥ…………………… 75
ピアス………41,42,43,44,45,47
ピアスケロイド………………… 43
ピアス肉芽種…………………… 43
皮脂の働き……………………… 52
美の尺度………………………… 98
皮膚がん………………………… 111
日焼け
　………110,111,114,115,117
日焼け止め………………… 114,116
ビューラー……………………… 45
深爪……………………………… 81
二重化粧品………… 17,19,20,21
プチ整形（美容整形手術）
　…………………………… 100,101
ヘアカラー（染毛）………… 34,35
ヘアドネーション…………… 126
ヘナタトゥー………… 91,92,94
ポニーテール脱毛……………… 37

【ま】
巻き爪…………………………… 80
マスカラ………………………… 60
まつげエクステンション22,23,24
まつげパーマ…………………… 37
マニキュア……………………… 67
まぶた（一重まぶた、二重まぶた）
　…………………………………… 21
水虫………………………… 73,78,79
むだ毛……………………… 85,90
メンズコスメ…………………… 30

メントール………………… 26,28,30

【ら】
リップクリーム……… 26,28,29
リフレーミング………… 134,135
レゾルシン…………………… 148

【A〜Z】
PA ……………………………… 117
SPF ……………………………… 117
TPO ……………………… 128,129
UV-A …………………………… 117
UV-B …………………………… 117
UVライト ……………………… 71

あとがき

　私は皮膚科の外来で多くの子どもたちを診察しますが、この本で述べたような"おしゃれ障害"になってしまった子どもたちが、毎日のようにやってきます。

　最近のおしゃれは、より過剰に、より危険になり、新しいものもどんどん増えていくため、大人たちは子どものおしゃれについていけていないのが現状です。しかし、ただ子どもたちを見ているだけではダメです。

　子どもは社会的にも精神的にも未熟で、科学的な知識がないため、種々のおしゃれ用品の使い方をまちがえてしまったり、周りの人の言うことに流されて、「したくないおしゃれ」をしてしまったりしています。

　また、子ども向けの化粧品などの販路を広げるために、雑誌の付録におしゃれ製品をつけるようにしたり、人気のモデルを使い大々的に宣伝をしたりしている大人たち、さらには自分の子どもをかわいく見せたくておしゃれをさせている親にも責任があります。

テレビのタレントやモデルにあこがれて化粧をしたり、外見を気にしたりする子どもには、正しい知識をもとにアドバイスをしてあげることが、大人の責務です。そのためには親も医師も学校も、子どものおしゃれを知り、科学的根拠のある知識を持ち、子どもに自分の考えをしっかり伝えて、指導しなくてはなりません。それが子どもを大切にするということだと思います。
　子どもも、大人も、正しい知識を身につけて、おしゃれを楽しんでいきたいですね。

岡村皮フ科医院 院長　岡村 理栄子

監著者紹介

岡村皮フ科医院 院長　**岡村 理栄子**（おかむら りえこ）

【略歴】東京女子医科大学卒業。同大学付属病院講師を経て米国エモリティ大学留学。1988年より東京都小金井市に岡村皮フ科医院を開業。東京都皮膚科医会元会長、日本小児皮膚科医会運営委員及び学校保健委員、日本臨床皮膚科医会東京ブロック代表理事。著書に『健康を害する誤った"おしゃれ"に警告 おしゃれ障害』（少年写真新聞社）ほか。

監修者紹介

新宿眼科クリニック 院長　　坂田 実紀(さかた みき)

【略歴】帝京大学医学部卒業後、昭和大学眼科学教室入局。その後豪州（ニューサウスウェールズ大）、米国（SUNY）に留学し、帰国後は小沢眼科内科病院、ワキタ眼科（院長）勤務を経て、2011年12月より現職。専門は涙液、特殊コンタクトレンズ。

済生会川口総合病院皮膚科 主任部長　　高山(たかやま) かおる

【略歴】山形大学卒業。東京医科歯科大学皮膚科特任講師。東京医科歯科大学臨床准教授。一般社団法人足育研究会代表。日本皮膚アレルギー・接触皮膚炎学会評議員。日本フットケア学会評議員。

北里大学東洋医学総合研究所 所長補佐 臨床准教授　　伊藤 剛(いとう ごう)

【略歴】浜松医科大学卒業。浜松労災病院、浜松医科大学第一内科助手を経て、北里研究所東洋医学総合研究所勤務。2008年より現職。漢方鍼灸治療センター副センター長（鍼灸診療部長・漢方診療部長）。日本東洋医学会認定漢方専門医・指導医・代議員。日本自律神経学会評議員。

〈掲載順〉

資料

染毛剤の含有成分

取扱説明書をよく読みましょう！

● **パラフェニレンジアミン**
　染毛剤・着色料として広く使用されていますが、大変かぶれやすい成分で、発がん性も疑われています。

● **レゾルシン**
　人によりアレルギーを起こすことがあり、発がん性も疑われています。

● **パラベン**
　防腐剤として化粧品一般に添加されており、アレルギーを起こすこともあります。

資料

アクセサリーに含まれる金属の種類

● **アレルギーを起こしやすい金属**

ニッケル（Ni）・コバルト（Co）・パラジウム（Pd）・水銀（Hg）など

● **アレルギーを起こしえる金属**

金（Au）・白金（Pt）・クロム（Cr）・すず（Sn）・銅（Cu）・亜鉛（Zn）・カドミウム（Cd）・イリジウム（Ir）・インジウム（In）・マンガン（Mn）など

● **アレルギーになりにくい金属**

鉄（Fe）・アルミニウム（Al）・チタン（Ti）・銀（Ag）など

補足

外反母趾はハイヒールが原因？

「外反母趾は、ハイヒールなどの靴が原因で起こる」といわれてきましたが、ハイヒールを履かない子どもや男性でも外反母趾になります。

もともとの原因は、「かかとの骨が外側に傾く」「膝が内側に入る歩き方や立ち方」「遺伝的体質」「運動不足」などです。かかとが合わない緩すぎる靴や、ハイヒールのように足の指を動かせない靴は、それを増強・増悪してしまいます。

また、外反母趾が女性に多い理由は、女性が男性に比べて足の筋肉が弱かったり、力が弱かったりするためだといわれています。

〈写真提供〉

新宿眼科クリニック院長　坂田 実紀（p.22,57,58,60,61）

済生会川口総合病院皮膚科主任部長　高山 かおる（p.75,76,77,80,81）

岡村皮フ科医院院長　岡村 理栄子

〈協力〉

国立研究開発法人 国立がん研究センター中央病院アピアランス支援センター

NPO法人 Japan Hair Donation & Charity（JHDAC）

〈参考資料〉

『健康を害する誤った"おしゃれ"に警告　おしゃれ障害』岡村 理栄子 著（少年写真新聞社 刊）

『中学保健ニュース』（少年写真新聞社 刊）

『高校保健ニュース』（少年写真新聞社 刊）

健康ハッピーシリーズ
子どものうちに知っておきたい！　おしゃれ障害

| 2016年7月30日 | 初　版 | 第1刷発行 |
| 2024年7月26日 | | 第4刷発行 |

監　著　岡村　理栄子
発行人　松本　恒
発行所　株式会社 少年写真新聞社
　　　　〒102-8232
　　　　東京都千代田区九段南3-9-14
　　　　TEL 03-3264-2624　FAX 03-5276-7785
　　　　URL https://www.schoolpress.co.jp/
印刷所　TOPPANクロレ株式会社

©Rieko Okamura, Shonen Shashin Shimbunsha
2016 Printed in Japan
ISBN978-4-87981-566-8　C8037 NDC494

スタッフ　編集：山口 由香理　DTP：木村 麻紀　校正：石井 理抄子　イラスト：シンカイモトコ
　　　　　カバーデザイン・表紙：小野寺 清　編集長：東 由香

本書の訂正・更新情報を、弊社ホームページに掲載しています。
https://www.schoolpress.co.jp/「少年写真新聞社 本の情報更新」で検索してください。
本書を無断で複写・複製・転載・デジタルデータ化することを禁じます。
乱丁・落丁本はお取り替えいたします。定価はカバーに表示してあります。